生命素粒子自己療法は
ガンとすべての病気を完治させる

（一社）ガンと難病快復センター 所長

徳良悦子 Tokura Etsuko

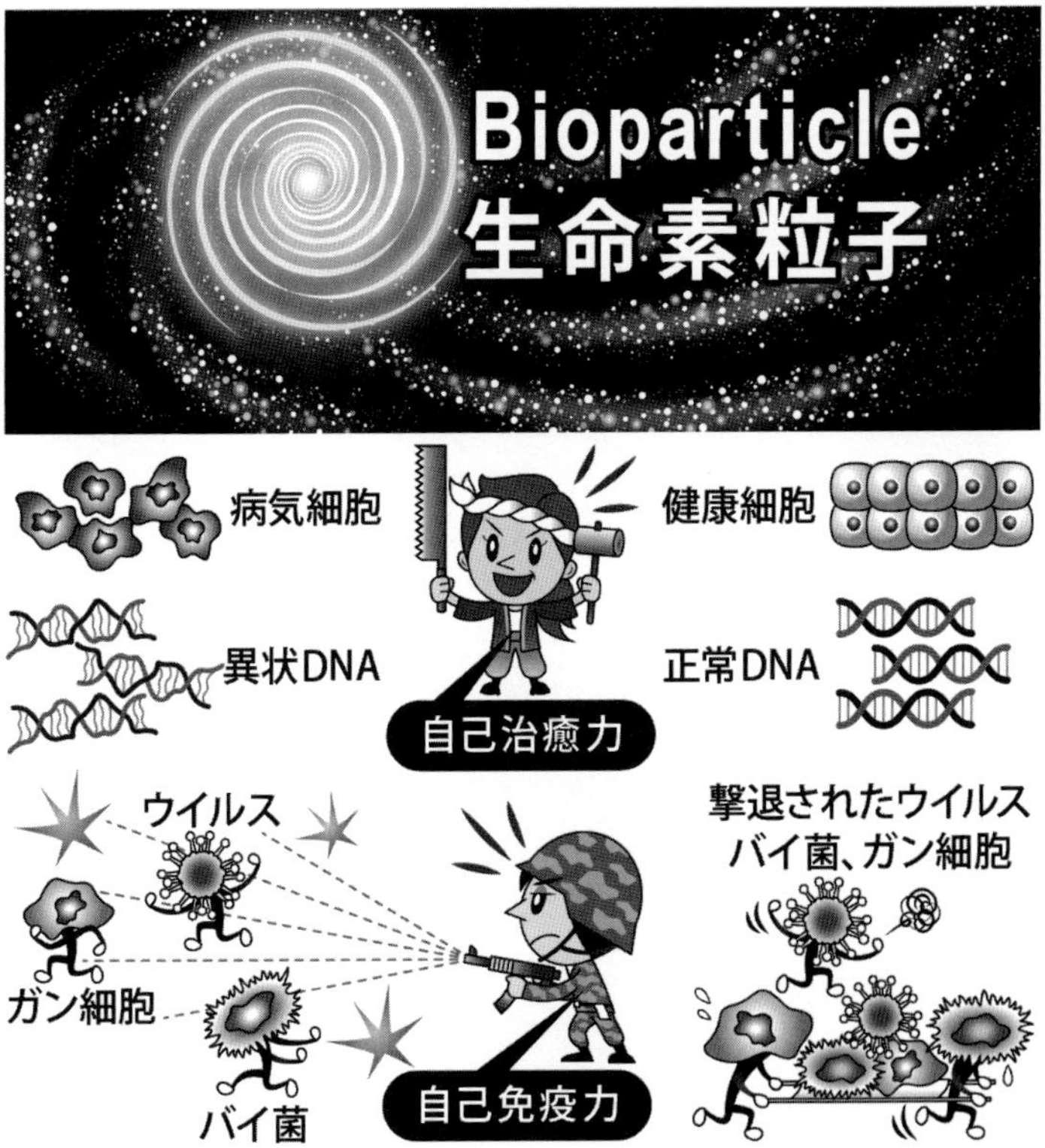

たま出版

本書は『自己免疫力を強化する方法』（二〇二〇年七月刊行）を改題・改訂増補したものです。

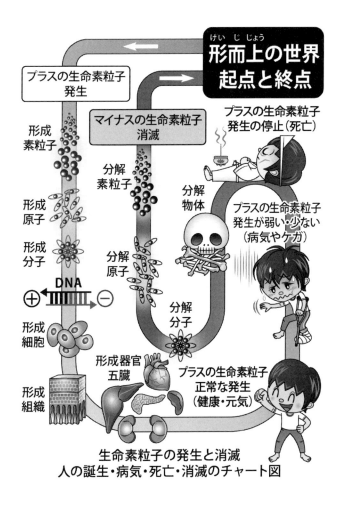

生命素粒子の発生と消滅
人の誕生・病気・死亡・消滅のチャート図

はじめに

人が患う病気で、治らない病気、治せない病気は、ありません。

自分の五臓から発生する、プラスの生命素粒子を、正常に、たくさん発生させられるようになれば、どんな病気でも完全に治ります。

プラスの生命素粒子を用いて、まずは、五臓の中心臓器である肝臓を健康にすること、この方法以外には、病気を完治させる方法はありません。

人が患う体の病気や心の病気のすべては、五臓（肝臓・心臓・脾臓・膵臓・腎臓）から発生する、プラスの生命素粒子が、弱く少なくなったり、止まったりすることで発生します。

五臓がプラスの生命素粒子を正常に発生できなくなった時に、五臓が連携して生み出す自己免疫力が正常に発揮できなくなり、はじめて、体の病気と心の病気が発生するのです。

当然、自己の体内から発生するプラスの生命素粒子が弱かったり少なかったりすると、病気やケガをしたり、いつも気持ちが不安定で、何をやってもうまくいきません。

さらに、プラスの生命素粒子の発生が停止すると、人は死にます。

プラスの生命素粒子が正常にたくさん出ている人は、健康で、穏やかで、何をやってもうまくいく人です。

病気になった五臓を健康にするには、まずは肝臓からプラスの生命素粒子を大量に、力強く発生させ、正常な肝臓の働きを用いて、五臓が完治するために必要な、正常ＤＮＡ（遺伝子・情報基盤帯）の成分と、新しく生まれる細胞成分を肝臓に合成させます。

当然、五臓のそれぞれ異なる細胞が病気になる前の、正常な働きと作用と情報を持ったＤＮＡと細胞を形成するために必要な成分を合成します。

この、肝臓で合成された正常なＤＮＡと細胞の成分と、脾臓が生み出す形成成分とを、それぞれに異なる病気細胞の脇で合成することで、新しい正常なＤＮＡが生まれ、そのＤＮＡによって、健康な細胞が形成されるのです。

病気細胞は、自己免疫力により分解消去され、正常細胞に置き換わります。

この一連の現象を、自己治癒力と言います。

肝臓は、新しく合成するＤＮＡの成分や細胞成分に、肝臓自身が組み立てた情報を持ったプラスの生命素粒子を組み込みますので、その成分で形成された脳や、他の四臓（心臓・脾臓・膵臓・腎臓）、他のすべての臓器や体の構成細胞のＤＮＡの情報は、すべて、肝臓にコントロールされています。

生命素粒子からの直接の情報指導によって動く肝臓の能力から見ると、脳と四臓は同等のレベルで、その時受けた情報によって動く臓器なのです。

一言で言えば、体のすべてを統括しているのは肝臓です。
肝臓は、生命素粒子の発生と消滅に、深い関わりのある臓器です。
肝臓という臓器は、生命素粒子に直接、支配・統括されている、唯一の臓器なのです。

肝臓が病気になるということは、体が病気になり、心が病気になり、死に近づくということです。
肝臓が健康になるということは、これからの人生、健康な体と、健全な心を持ち、活力に満ちた人生を送ることのできる証です。

自己免疫力とは、プラスの生命素粒子が五臓（肝臓・心臓・脾臓・膵臓・腎臓）に働き作用し、肝臓を中心に他の四臓と連携することで生まれる、体全体の維持能力のことです。

この自己免疫力は、ウイルスやバイ菌など、外部からの侵入者を撃退したり、ガンやいらなくなった老廃物などを排泄する能力の他、体のすべての機能を維持し、働かせます。

自己免疫力に、自己治癒力の能力はありません。
自己治癒力に、自己免疫力の能力はありません。

自己治癒の能力で、体全体の再生能力を高め、常に正常なＤＮＡと健康な細胞を生み出し、五臓を正常に働かせることが病気快復の早道です。

そして、五臓が連携して発揮する自己免疫力で、体全体の機能を正常に維持し続けることで、常に体は健康で、心は健全でいられます。

人が病気になったり、ケガをしたり、不運に見舞われたりする原因は何か？

それは、自身の体から発生するプラスの生命素粒子が、少なくなったり、また、発生してもすぐにマイナスの生命素粒子に転化したりと、発生が大きく乱れるところから始まります。

プラスの生命素粒子の発生が乱れるきっかけは、自身の、何気なく生活している日常生活の中に、様々な原因があります。

テレビ・パソコン・スマホ・ゲームなどから受ける電磁波であったり、薬・サプリメント・農薬や添加物の多い食品であったり、他から受ける言葉や行動で激しく反応した時に自身が出す不安定な生体電気であったり、臭いの強い洗剤や化粧品・アロマオイルなど、正常なＤＮＡの安定を壊す様々な強い刺激により、プラスの生命素粒子がマイナスの生命素粒子に転化することで、すぐに正常なＤＮＡはバランスを崩し、異状ＤＮＡに転化してしまうのです。

その強い刺激は、体の外と体の中のすべての情報をキャッチする、五臓の複合連鎖神経細胞と、脳の複合連鎖神経細胞のＤＮＡに、一番最初に作用し、破壊します。

繊細な五臓がまず大きく壊れ、次に脳が壊れ、様々な体の病気と心の病気を表現します。

五臓が壊れると、肩がこる・腰が痛い・頭が痛い・便秘や下痢をくり返す・体が冷えたり逆に熱くなったりする・食欲が出ない・疲れが取れない・よく眠れない、などの様々な不調が出てきます。

次に脳が壊れると、イライラしたり、カッとしたり落ち込んだり、高揚したりと、意識が乱れ、理解力・判断力・記憶力などが低下し、人に会うのがおっくうになったり、学業が進まなかったり、仕事のミスが増えたり、ケガをしたりします。

このように病気のつらい症状が出ると、楽になりたい、安定した状態を求めて、より強く刺激のあるものに手を出し、くり返し摂取することで、さらに病気の症状を悪化させてしまうのです。

そうなると人は、自分のことであっても、自分の病気の原因をよく見ず、第三者や医療に安易に頼ろうとします。

しかし、冷静になれば、自分のことは、自分が一番よくわかります。

第三者にゆだねてしまうことで、自身の病気の原因を解決しないまま、つらい症状の対処だけをくり返し、さらに病気の原因を作る大きな過ちを生んでしまうのです。

ケガの傷口を縫ったり、折れた骨を元の形に戻したり、腫瘍を切り取ったり、快復を早める処置は専門家にしてもらってください。

しかし、病気やケガを完治させる能力は、自身が発揮する自己治癒力と自己免疫力、そして正しいメタボリズム（新陳代謝）しかありません。

この本で紹介する、生命素粒子自己療法を毎日くり返し行い、プラスの生命素粒子を、まずは五臓から、次に体全体から、たくさん発生させてみてください。

プラスの生命素粒子をたくさん発生させ続けることで、体の病気、ガン・心臓病・肝臓病・腎臓病・脾臓の病・膵臓の病・難病・脳の疾患・肺の疾患・胃腸の疾患・アトピー・喘息・リウマチ・高血圧・痛風・耳鳴り・目の疾患・ウイルスやバイ菌によって発症する疾患などが、完治します。

手足の痛みやしびれ、首・肩・背中・腰・ひざの痛みやしびれ・頭痛なども、解消します。

うつ・認知症・統合失調症・ひきこもり・発達障害など、すべての心の病気と障害も完治します。

治らないと言われている病気も、治せないと言われている病気も、自身の生存能力があることを自覚して、一日も早く完治させましょう。

本書で解説する、自己治癒力と自己免疫力は、正常に機能し、働き、作用している時は、生存能力も普通に働き、体は健康で、心も健全に過ごすことができます。

しかし、生まれつき五臓（肝臓・心臓・脾臓・膵臓・腎臓）が弱い人や、病気であったり、何らかの要因で五臓が壊れた人は、自己治癒力と自己免疫力が反転作用を起こし、ウイルスやバイ菌を体内に取り込んで増殖させたり、ガンや様々な病気の種を生み出したり増殖させたりして、体を大きく壊し、大病を患い、痛みと苦しみに苛まれ、寿命を縮めて死にます。

正常な生存能力（正常な自己治癒力・正常な自己免疫力）は、五臓（肝臓・心臓・脾臓・膵臓・腎臓）が何らかの要因で弱く衰弱すると、反転（悪回転現象）を起こします。

生存能力が反転すると、死滅能力（異状な自己治癒力・異状な自己免疫力）が発生します。

死滅能力（異状な自己治癒力・異状な自己免疫力）が働き作用し始めると、体のあちらこちらで不調が発生し、ケガも起こしやすくなります。

ウイルス・バイ菌を体内に取り込みやすくなり、また、ガン細胞や病気細胞も発生し始めます。

反転した異状自己治癒力と異状自己免疫力を、逆転（好転現象）させ、正常な自己治癒力と正常な自己免疫力に戻す方法は、ひとつしかありません。

本書で解説している生命素粒子自己療法を毎日正確に行い、病気・ケガ・ガンやウイルス・バイ菌などで破壊された五臓と肉体を、健康で正常な状態に戻す以外は方法がないのです。

目次

第5章　生存能力を正常にして高める生命素粒子自己療法……107

第1章

生命素粒子自己療法を行うメリットとリスク

生命素粒子自己療法を実践するメリット

あなたが本を購入し、本を読んで内容を理解した時より、あなたの病気を完治させる方法が見つかります。

大ケガや不治の病を患っていても、生命素粒子自己療法を毎日くり返し行うことで、徐々に快復し、あなたの病気は完治します。

何よりも、健康な体と健全な意識を手に入れられることで、家族や友人・職場の人間関係も良好になり、仕事は順調に進み、収入アップにもつながります。

とても張りのある、生きがいのある人生を送ることができます。

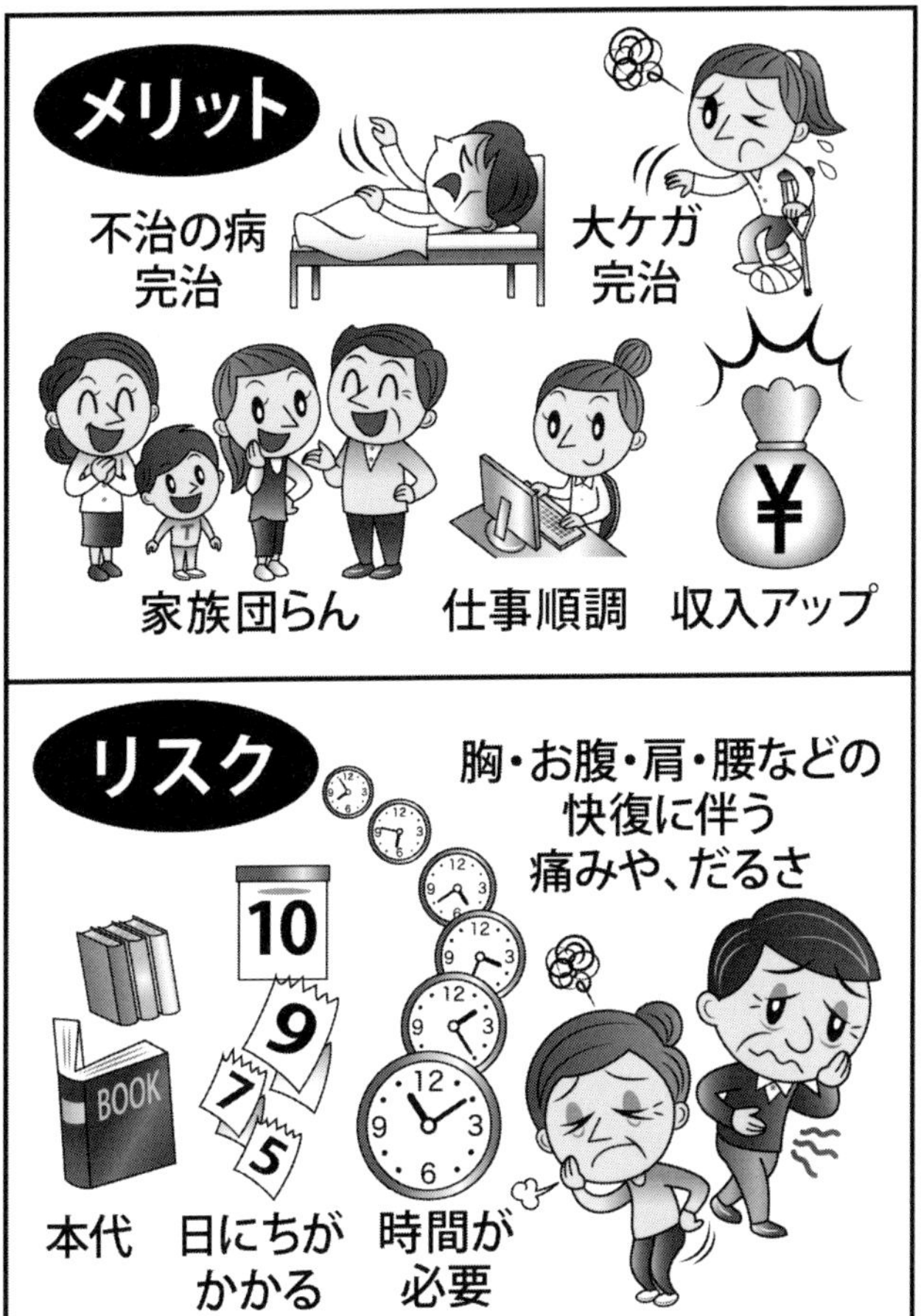
メリット
不治の病
完治
大ケガ
完治
家族団らん
仕事順調
収入アップ
リスク
胸・お腹・肩・腰などの
快復に伴う
痛みや、だるさ
10
9
7
5
BOOK
本代
日にちが
かかる
時間が
必要

生命素粒子自己療法を実践するリスク

生命素粒子自己療法にもリスクがあります。

まず、本をよく読む時間と、生命素粒子自己療法を毎日行うための時間が必要です。

そして、病気が快復するプロセスで、一時的に、体の痛みやしびれ・だるさなどの不調と感じる症状が出ることがあります。

病気が治るプロセスで、つらい症状が出た時は、奮起して、生命素粒子自己療法を行いましょう。

体の痛みやしびれ・つらい症状が、かなり和らぎます。

これをくり返すことで、日増しに病気が快復します。

生命素粒子自己療法は、リスクの少ない、ただ一つの健康快復方法です。

ガンを患っている人が、生命素粒子自己療法を行えば、早い人は一日で、遅い人でも一週間で、快復の効果が実感できます。

治らないと言われている病気の人や、治せないと言われている病気の人が、生命素粒子自己療法を行えば、早い人は一日で、遅い人でも一週間で、快復の効果を実感できます。


本書をよく読み、少しでも理解を深めて生命素粒子自己療法を行えば、あなたが患っている治らない病気・治せない病気、ガンやウイルス・細菌に侵された病状などはすべて、完治するという現実を手にできるということです。

健康と病気　五臓の位置図

左ページのイラストの左側は、前から見た、健康な女性の健康な五臓のイメージイラストです。

大まかな位置ですが、生命素粒子自己療法を行う際、五臓を意識する時の目安にしてください。


右側は、後ろから見た病気の女性の病気の五臓のイメージイラストです。

五臓が病気になると、形は変形し、上下左右に収縮したり伸びたりして、大きく動きます。その収縮する力で、胃腸が引っ張られてお腹が痛くなったり、食欲がなくなったり、手足まで引っ張られて、肩や首、背中や腰、ひざの痛みやしびれ・頭痛などのつらい症状が生じます。

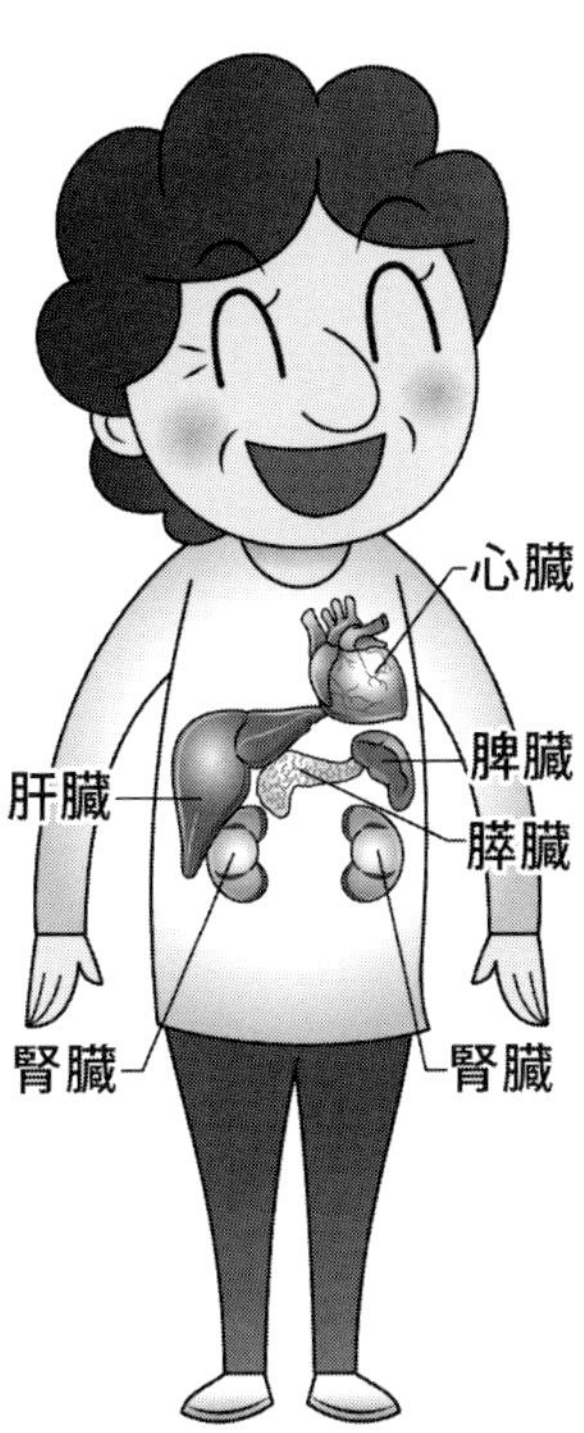

正常な五臓
（イメージイラスト）

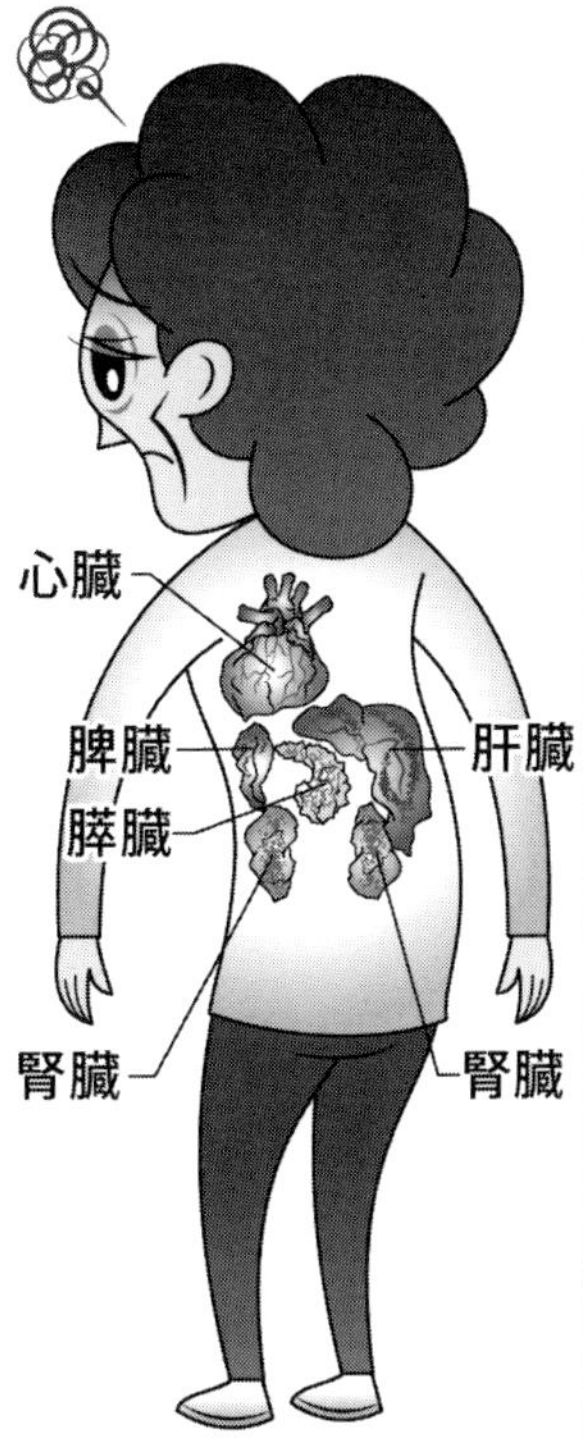

異状な五臓
（イメージイラスト）

生命素粒子自己療法を行う時に、強く五臓を意識して行うと効果が高まりますので、23ページのイラストを参考にして、自分の五臓の位置をよく確認してください。

はじめは五臓の位置がわからなくても、毎日くり返し、気にして意識し続けることで、少しずつ、自分の五臓の位置や動きが確認できるようになります。

根気よく続けてください。

第2章

生命素粒子と自己治癒力 生命素粒子と自己免疫力

生命素粒子と自己治癒力

自己治癒力とは、異状ＤＮＡが生み出した病気細胞を、新しい正常ＤＮＡが作り出した健康細胞に入れ換える現象のことを言います。

この自己治癒の現象は、自身の肝臓が、他の病気細胞からの情報を得た時、肝臓から発生する、自己治癒を起こす情報を持ったプラスの生命素粒子が、肝臓自身に働き作用するところから始まります。

病気細胞から情報を得た肝臓は、新しい正常なＤＮＡの成分と、新しい健康細胞を作るための成分を合成し、病気箇所に送り込みます。

その際、新しいＤＮＡの成分には、肝臓が生み出す、病気細胞が元気な時の情報と同じ情報を持った、プラスの生命素粒子を組み込みます。

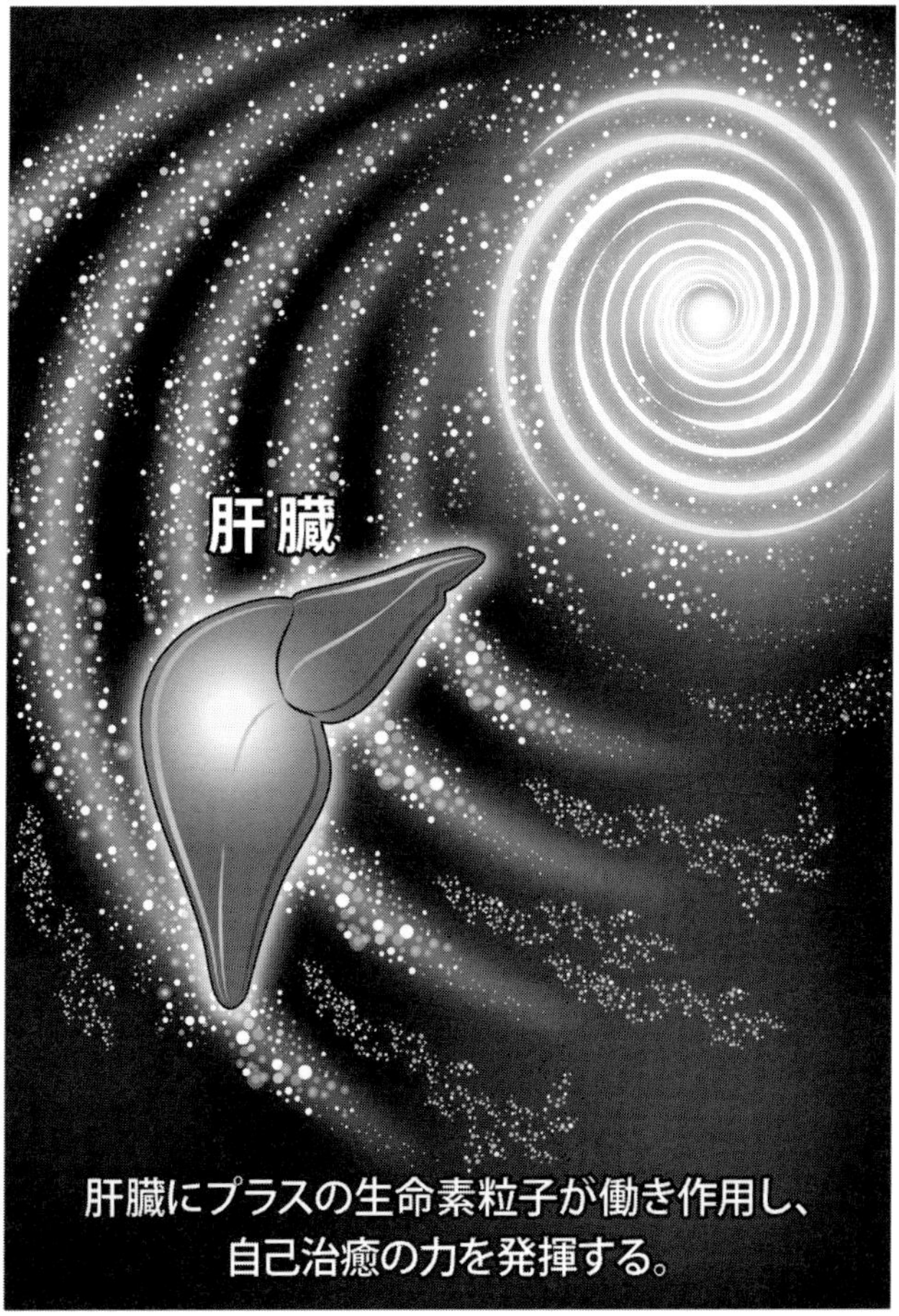
肝臓
肝臓にプラスの生命素粒子が働き作用し、
自己治癒の力を発揮する。

自己治癒の能力は、自分の体の、いかなる病気やケガをも治す能力ですが、真逆の、自己破壊の能力を本質に合わせ持っています。

体や心の病気を快復させるプロセスで、体が痛くなったりしびれたりするのは、病気細胞を分解消滅させるために、病気細胞のまわりの正常細胞のＤＮＡを、自己破壊の力で異状ＤＮＡに転化させ、正常細胞が破壊消滅する力で、病気細胞も同時に消滅させる現象が起こるためです。

病気箇所の細胞群が消滅した時、細胞群があったところは収縮し、周りの組織を引っ張ることで、一時的に痛みが生じます。

このように、自己治癒の現象が起きると、健康になるための痛みやしびれを生じることもありますが、快復に伴い、やがて消えていきます。

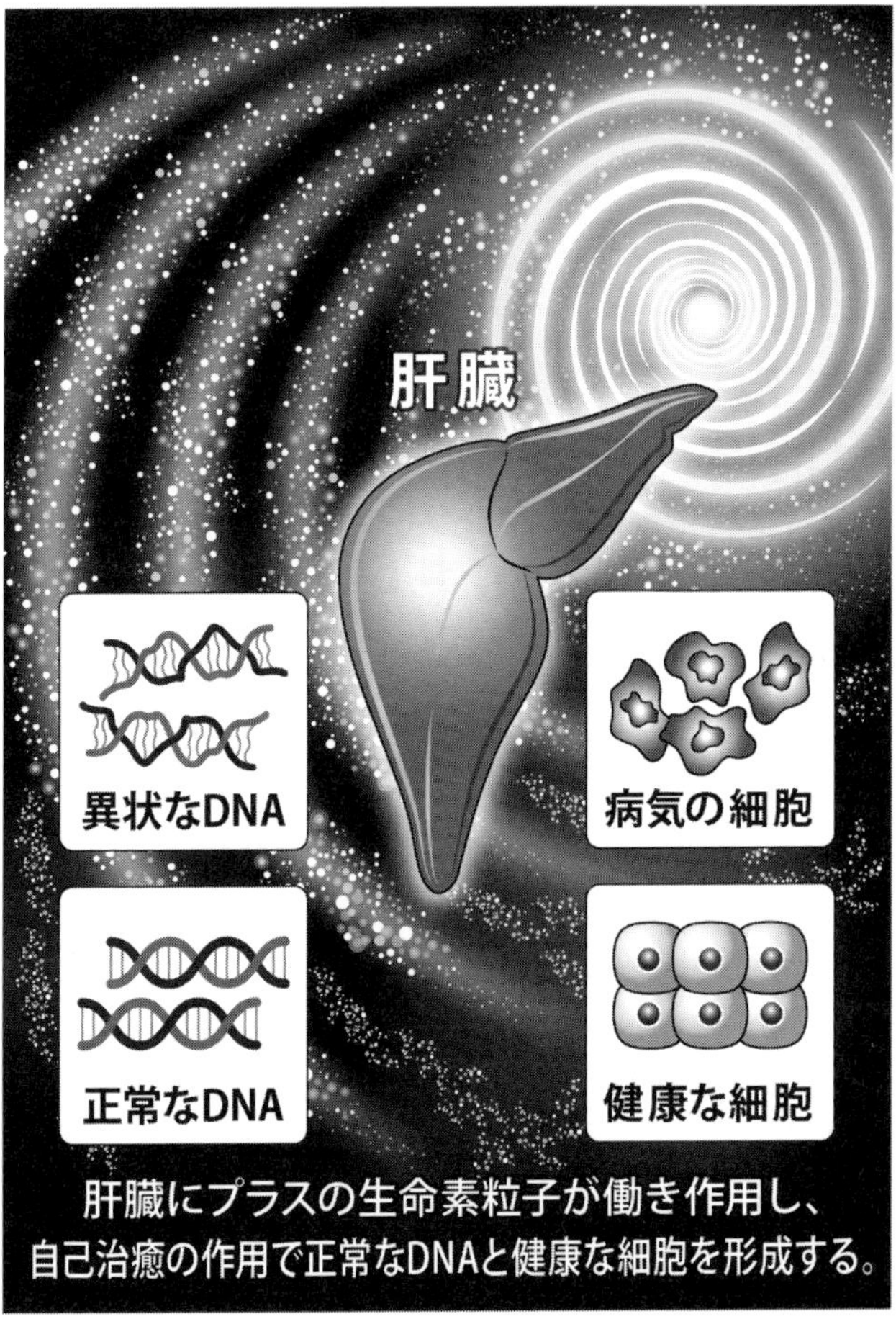
肝臓
異状なDNA
病気の細胞
正常なDNA
健康な細胞
肝臓にプラスの生命素粒子が働き作用し、
自己治癒の作用で正常なDNAと健康な細胞を形成する。

病気やケガが重いほど、完治させるプロセスで、自己治癒と、自己破壊の力が強く働くことを念頭に入れてください。

プラスの生命素粒子を、自身の肝臓から、また、体全体から力強く、大量に出せる人は、様々な現象が起きてもスムーズに自己治癒が行われ、常に健康な状態でいられます。

反対に、プラスの生命素粒子の発生が弱く少ないと、自己破壊の働きと作用が倍増し、病気やケガはさらに重くなります。

プラスの生命素粒子の発生が止まると、どんな人でも死にます。

毎日欠かさず生命素粒子自己療法を行い、力強く、たくさんの生命素粒子を自身の内に発生させ続ければ、常に健康で、長生きできます。

薬やサプリメント、パソコンやスマホなどの強い電磁波を発生する機械、他人からの興奮したエネルギーなどを受けると、一時的に細胞の活動は活発になり、プラスの生命素粒子が発生しますが、体全体のＤＮＡの情報とは違い、すぐに自己破壊の働きと作用が起こり、マイナスの生命素粒子に転化し、病気は悪化し、ケガは重くなります。

眠れない、眠りが浅い人は、このような細胞の異状活動で、全身が興奮している状態なのです。

安らかな睡眠がとれる人は、自己治癒の能力が正常に働いている人です。

睡眠とは、人を含む生きものすべてが持つ、自己治癒を正常に起こしている現象の表現なのです。

生命素粒子と自己免疫力

自己免疫力とは、自分の五臓（肝臓・心臓・脾臓・膵臓・腎臓）から発生するプラスの生命素粒子が、五臓全体に強く働き作用した時に、五臓が連携して発揮する、体を正常に維持する働きと作用のことを言います。

自己免疫力は、この体を正常に維持する働きとは真逆の、体を破壊し消滅させるための働きと作用も合わせ持っています。

自己免疫力を正常に、強く発揮するためには、プラスの生命素粒子を五臓からたくさん発生させ、まずは五臓を健康にすることが肝要です。

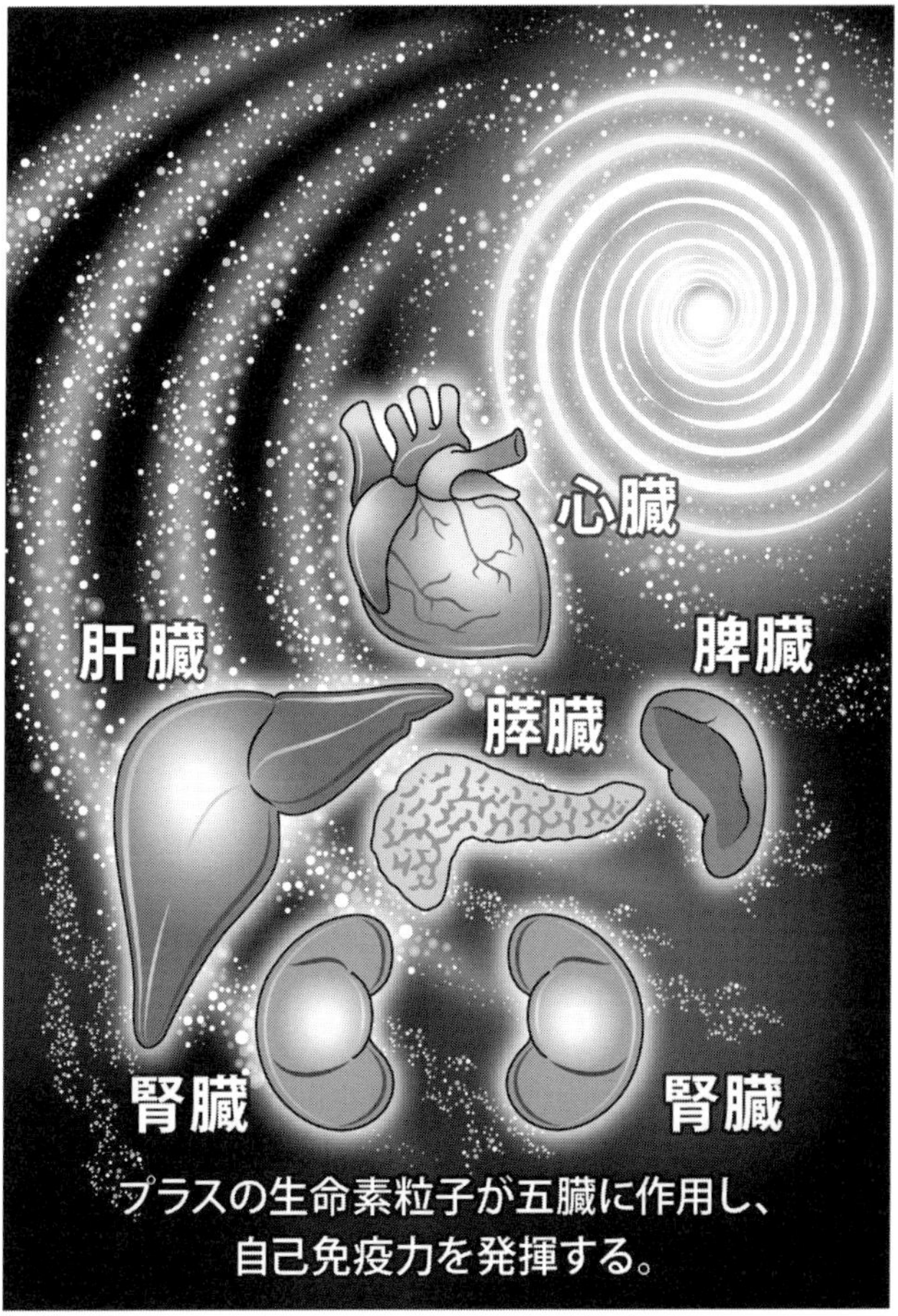
心臓
肝臓
脾臓
膵臓
腎臓
腎臓
プラスの生命素粒子が五臓に作用し、
自己免疫力を発揮する。

健康な五臓から発生するプラスの生命素粒子と、五臓の連携する働きと作用が合わさり、力強い自己免疫力を発揮します。

外部から体内に侵入する、ウイルス・バイ菌・体に合わないガスや、自ら摂取する、体に合わない食べ物・飲み物・薬品やサプリメント・アロマオイルやタバコ・酒・麻薬や危険ドラッグなどを撃退したり、排除したりします。

また、体内に発生するガン細胞や腫瘍・老廃物・脂肪などを分解し、体の外に排泄する働きと作用も持っています。

自己免疫力は、自己治癒の働きと作用で出た、不要な異状ＤＮＡと病気細胞を、分解し消滅させる働きと作用も持っています。

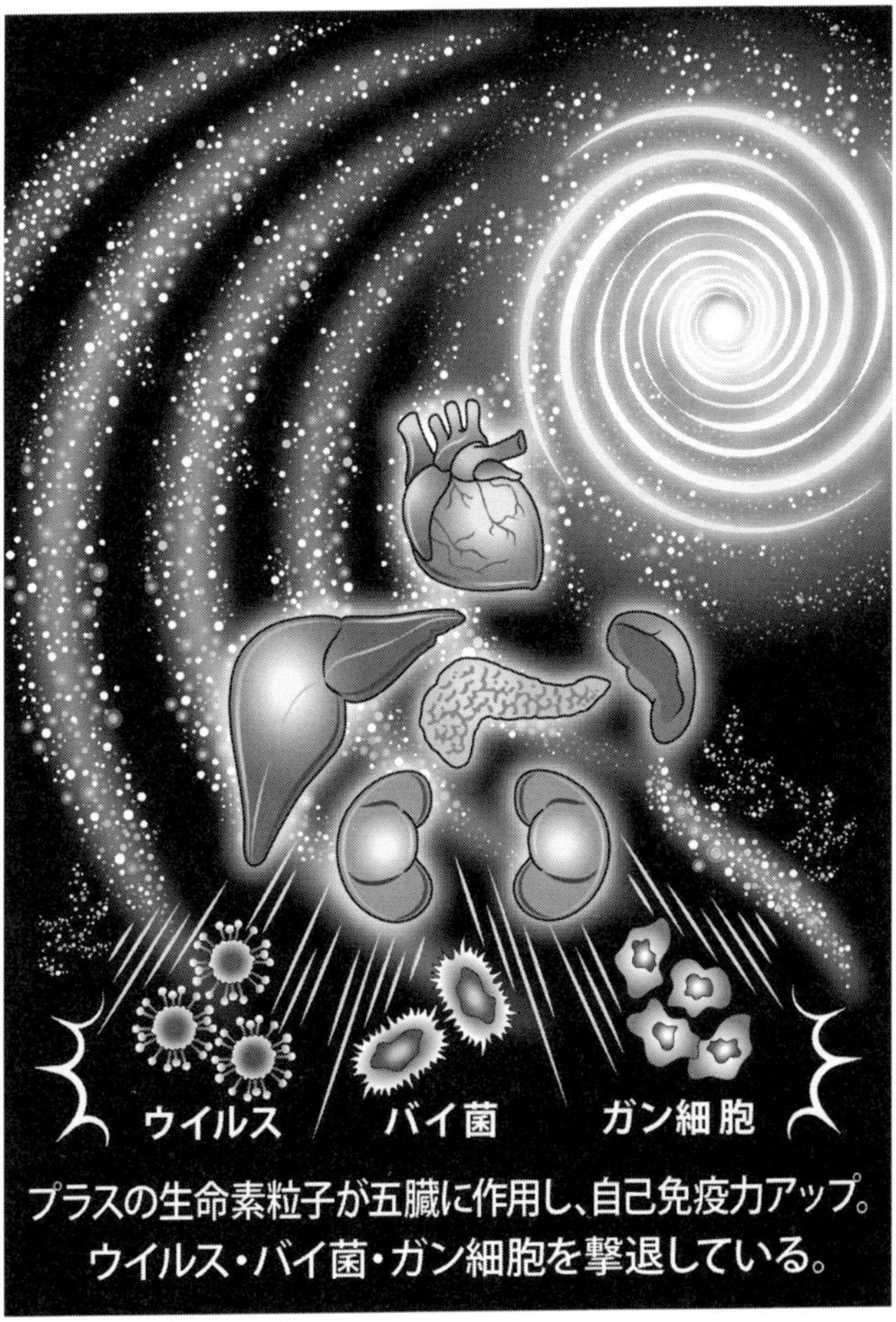
ウイルス
バイ菌
ガン細胞
プラスの生命素粒子が五臓に作用し、自己免疫力アップ。
ウイルス・バイ菌・ガン細胞を撃退している。

自己免疫力は、プラスの生命素粒子がただ発生すれば生まれる現象ではなく、まずは自己治癒力で五臓を健康な状態に戻し、健康な五臓が連携した時に力強く活発に働き作用することを念頭に置いてください。

自己免疫力は、食べ物を消化し、栄養成分にし、それを各細胞に配達することも、生体電気を発生させ、強弱を調節したり、各細胞に送電する働きもします。空気を取り入れて酸素だけを体内に取り込み、各細胞に配り、細胞から出た二酸化炭素を体の外に排泄する働きもあります。

消化吸収や、生体電気の発生と送電、呼吸、排尿・排便なども、五臓の連携で発揮し、体を正常に維持する、自己免疫力の働きと作用の一部なのです。

ウイルス
ガン細胞
バイ菌
自己免疫力
ウイルス
ガン細胞
バイ菌
老廃物
脂肪
自己免疫力
老廃物
脂肪

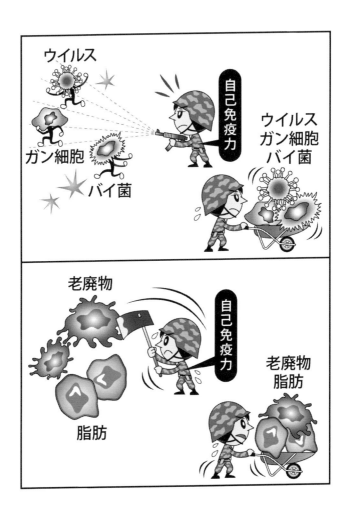

脳が生み出す意識ではコントロールできない世界が、自己治癒の力と、自己免疫の力であることをよく覚えてください。

自己免疫力が正常に機能しないと、病気を多発したり、ケガをしたり、異状に太ったり、異状にやせたり、顔色は悪く、張りのない体になります。

当然、身体能力は落ち、歩行するにも、物を取るにもぎこちなく苦労します。

また、体内に取り込んでしまった薬物が蓄積し、体毒としてさらに体を破壊します。

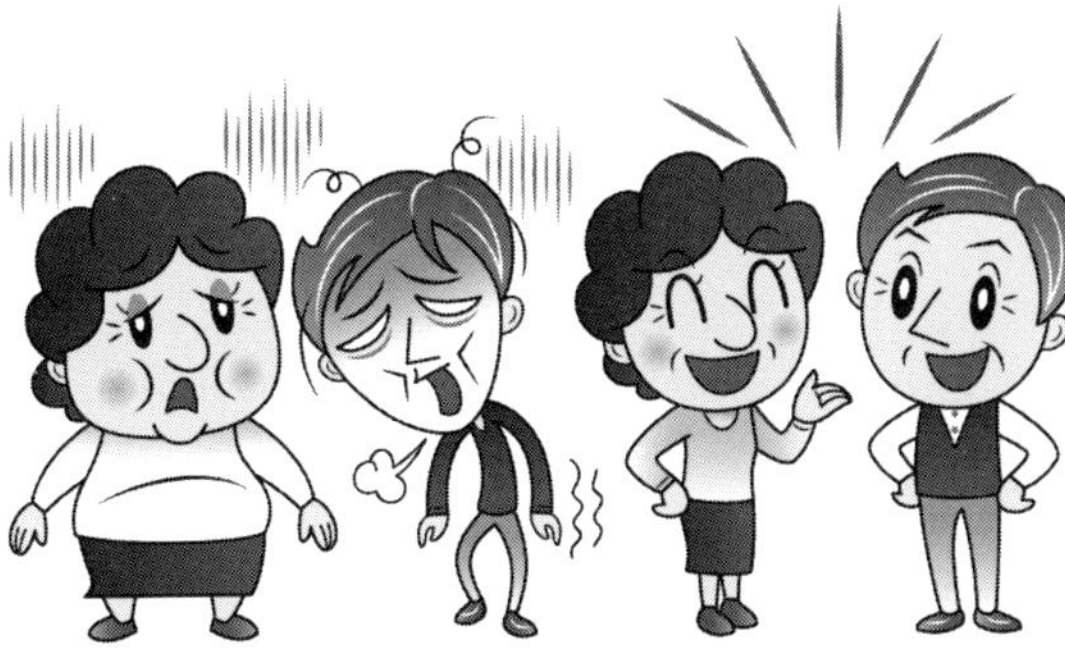

自己免疫力の強い作用が働き、
バランスの悪い体形が、均整のとれた体形になる。

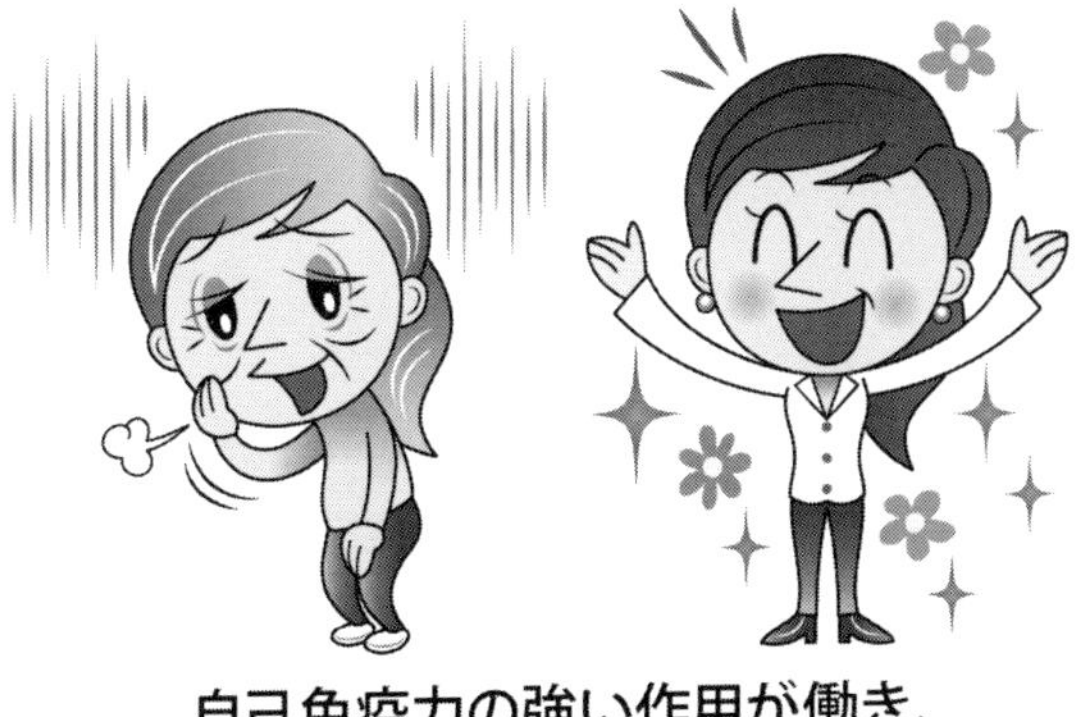

自己免疫力の強い作用が働き、
病気が完治して健康になることを強く促進する。

〈生存能力を高め、自己治癒力を高め、自己免疫力を高めるための補足〉

生命素粒子自己療法を一回以上行った後、五分位、実践してください。
行う前にやっても効果はありません。
1、左脇を少しあけて、左脇の下から左乳房の下までを、中の脾臓を動かすように、右手の指でマッサージしてください。
2、右乳房から左乳房にかけて、中の肝臓を動かすように、中の心臓を動かすように、マッサージしてください。
3、みぞおちの左右、中の膵臓を動かすようにマッサージしてください。
4、背中の腎臓辺りの上を、中の腎臓を動かすように、左右の手でマッサージしてください。
五臓からわき起こる生命素粒子と相乗効果を起こし、生存能力が上がり、自己治癒力が上がり、自己免疫力も上がります。

第3章

脳と五臓
複合連鎖神経細胞の能力の違い

脳と五臓　複合連鎖神経細胞の能力の違い

脳と五臓（肝臓・心臓・脾臓・膵臓・腎臓）だけは、複合連鎖する神経細胞を持っています。

他はすべて、単純連鎖の神経細胞です。

なぜ脳と五臓だけが、複合連鎖する神経細胞を持ち合わせているのか。

まず人体が形成される時には、最初に、肝臓形態の細胞ができ、そこから細胞分裂により脳が生まれます。

人の臓器は、肝臓が一番で、脳は二番目に形成されるのです。

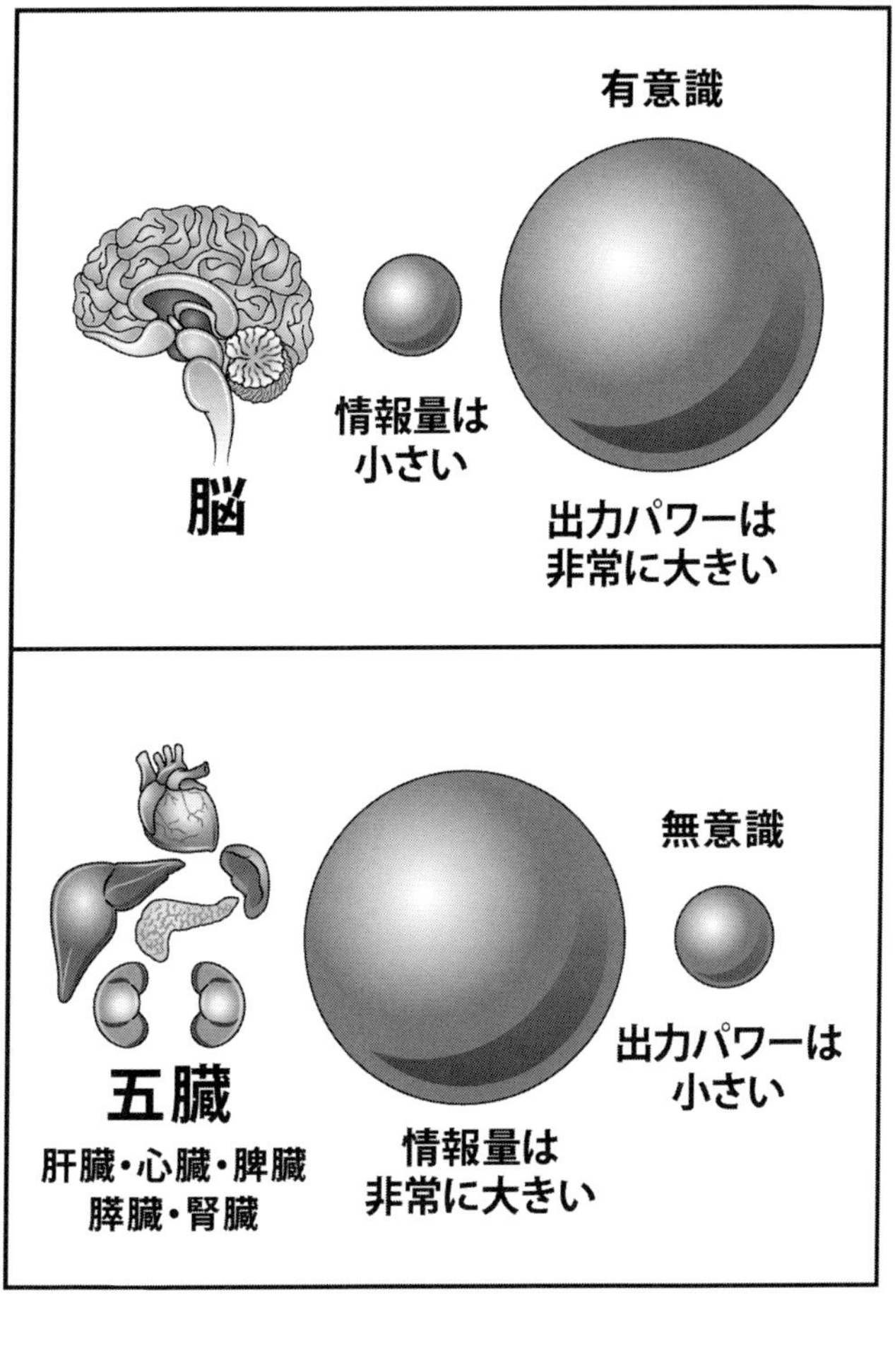
有意識
情報量は
小さい
脳
出力パワーは
非常に大きい
無意識
出力パワーは
小さい
五臓
肝臓・心臓・脾臓
膵臓・腎臓
情報量は
非常に大きい

そこから脳は、五つの感覚器官である、眼（視覚）、耳（聴覚）、鼻（嗅覚）、舌（味覚）、皮膚（触覚）を中心とした、感覚神経を体全体に形成します。

肝臓は、心臓・脾臓・膵臓・腎臓の四臓を形成し、さらに、胃腸や肺などの内臓・手足などの、人体の大部分を形成します。

形や能力の違うものを生み出すには、情報を複合連鎖させることで新しい情報を作り出し、その情報をもとに、次から次に新しいものを生み出す複合連鎖神経細胞の形態が必要なのです。

脳の複合連鎖神経細胞は、外部からの強い情報と、体内の強い情報を受け止め、複合連鎖の働きで大きな出力のあるネットワークを形成します。

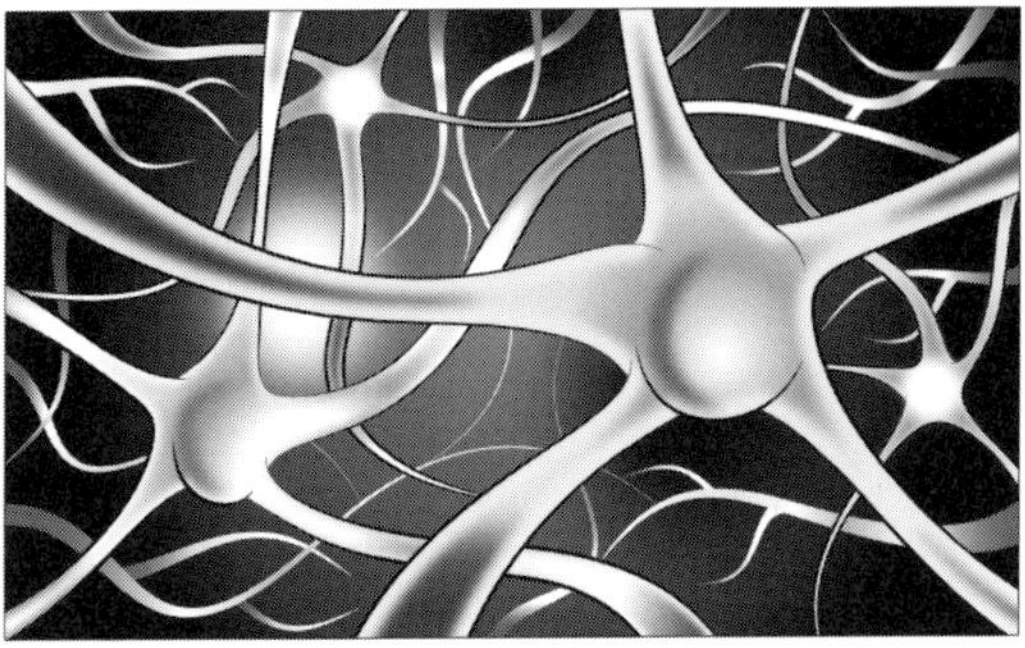

脳の複合連鎖神経細胞のイメージイラスト

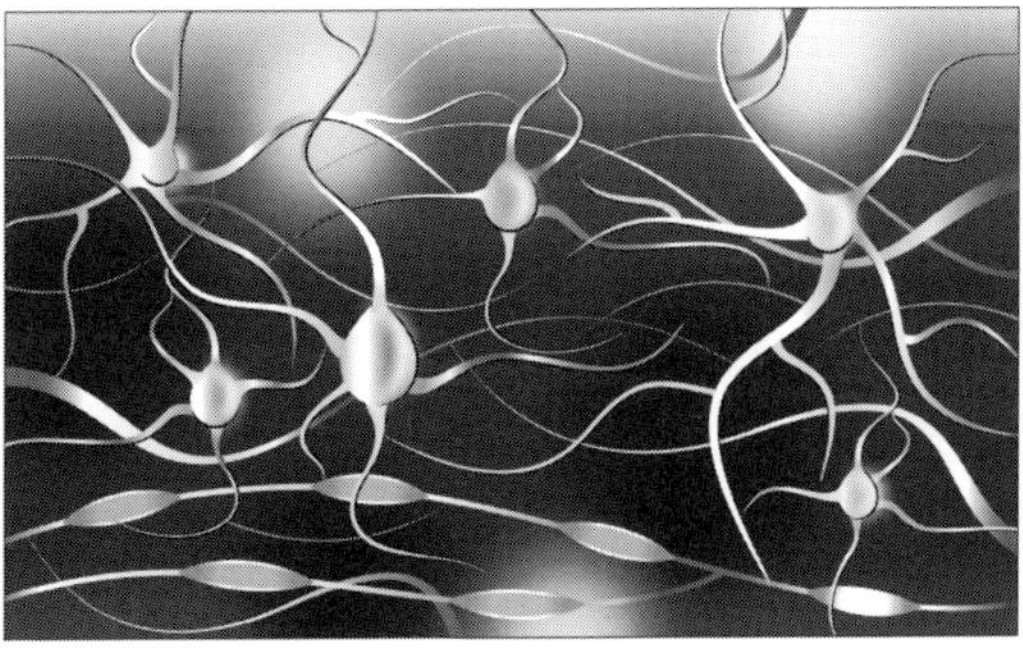

五臓（肝臓・心臓・脾臓・膵臓・腎臓）の
複合連鎖神経細胞のイメージイラスト

五臓の複合連鎖神経細胞は、プラスの生命素粒子と、マイナスの生命素粒子の情報を受け、体を統括し、思考意識で及ぶことのない、無意識感覚で動かす、すべての臓器を支配しています。

脳の複合連鎖神経細胞の能力では、生命素粒子の情報を受け止めることができません。

脳は、体の内部から、体の外部から、ある程度強い刺激のある情報でないと受け止めることができないゆえに、その情報量は小さく、逆に、出力パワーは非常に大きく、出力の大きなものには過剰に反応し受け止めてしまいます。

五臓の複合連鎖神経細胞の能力は、プラスとマイナスの生命素粒子の情報を受け止め、自己治癒の力と、自己免疫の力のバランスを常に保ち、体全体を統括する能力を持ち合わせています。

繊細な五臓の複合連鎖神経細胞は、生命素粒子の情報を受け止めたり、脳からの情報を小さいものにして受け止めますから、その情報量は非常に大きく、自己の意識でコントロールできないようにするために、その出力パワーは非常に小さいのです。

脳と五臓の複合連鎖神経細胞の形と、働きと作用は、少し異なります。

五臓が病気になると、安定した免疫能力の力が落ちたり、自己治癒の力がさらに落ちたりして、体全体の統制がとれなくなり、体は重く、痛みやしびれなどの不調を脳で感じ始めます。

体の苦痛は不安をあおり、感情的になったり、落ち込んだり、眠れなかったりします。

脳が不安定になると、脳が出すエネルギーの出力が非常に大きくなり、五臓の複合連鎖神経細胞を壊します。

五臓が病気になると脳は不安定になり、さらに五臓を壊す要因になるのです。

五臓が健康な人は、体の病気や心の病気にはなりません。

五臓が病気の人は、体の病気や心の病気を発症します。

第4章

五臓（肝臓《かんぞう》・心臓《しんぞう》・脾臓《ひぞう》・膵臓《すいぞう》・腎臓《じんぞう》）

肝臓《かんぞう》（元・㊉生まれる・㊀消滅する）

肝臓は、脳を含むすべての臓器と、体のすべてを生み出し、また、それと真逆に、消滅させる臓器です。

要の臓器です。

体内に入る食べ物・飲み物を、他の臓器に消化分解させ、肝臓が分子レベルで成分を取り入れ、さらに分解し、必要に応じた成分を合成し、必要のない成分は排出します。

刺激のあるトウガラシ・ニンニクなどの成分は、マイナスの素粒子が多く含まれているため、肝臓ではそれ以上の分解はせず、そのまま体内に流動させてしまい、その成分で様々な細胞を刺激し、異状活動を起こさせてしまいます。

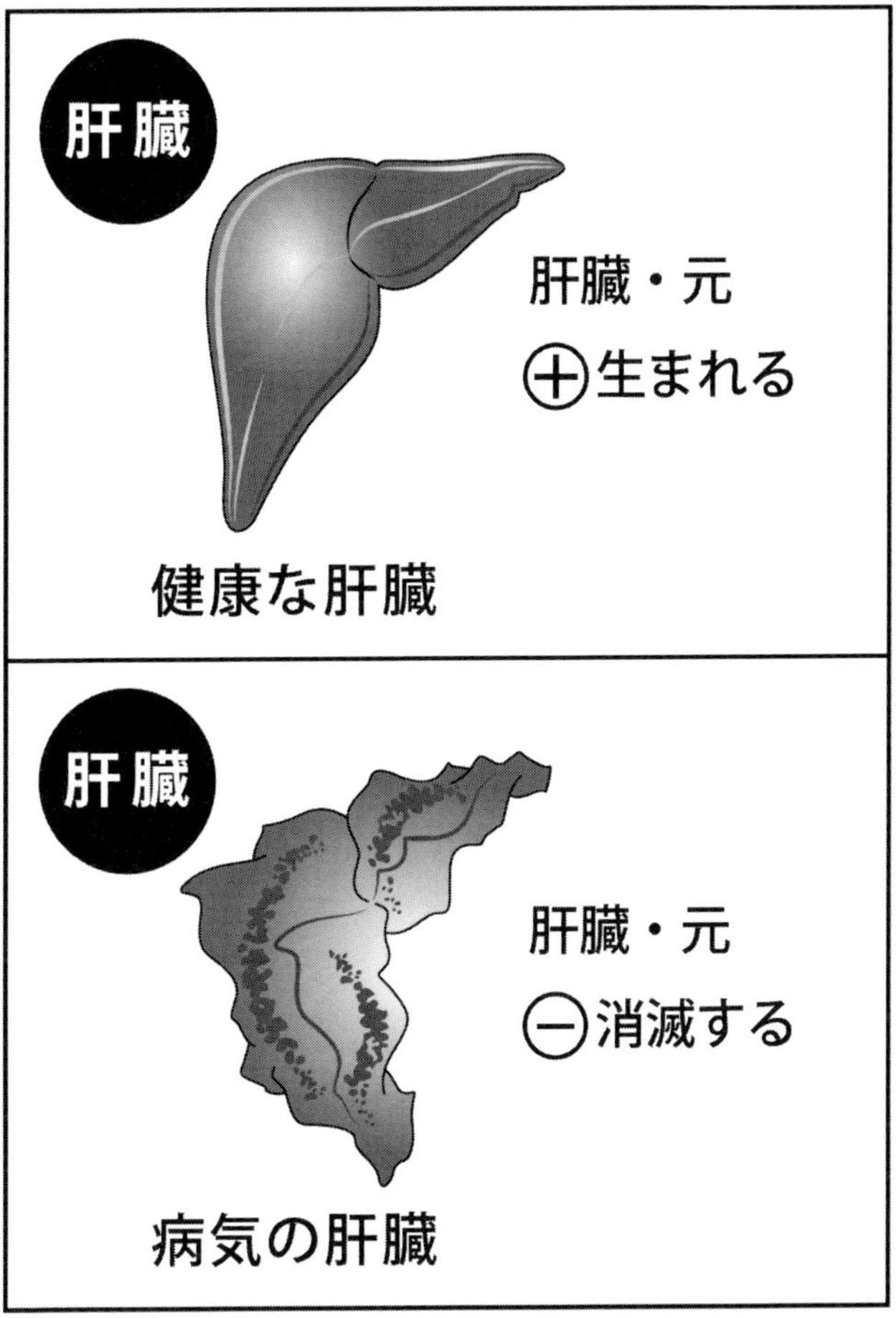
肝臓
肝臓・元
⊕生まれる
健康な肝臓
肝臓
肝臓・元
⊖消滅する
病気の肝臓

漢方薬やその他の薬・サプリメントも同様です。
特に化学薬品類は、マイナスの生命素粒子の働きと作用が強いため、体のすべてを破壊するのです。

肝臓は、自ら生み出す成分と、他の臓器からの成分、消化吸収した成分を合成し、新しい細胞を作るための成分や、細胞活動に必要な成分を作ります。

この合成の時に、肝臓から生まれる、情報を持ったプラスの生命素粒子が組み込まれます。

他から体内に入れた遺伝子や細胞・セラミック・金属などは、当然、体になじまず、体の悪いところをさらに破壊するのです。

自分のものであっても、一度体外に出た遺伝子や細胞は、プラスの生命素粒子が一度消え、自分とは違う情報を持ったプラスの生命素粒子が入りますから、マイナスの生命素粒子の働きが強くなり、自分の体内に戻すと、細胞であれ、ＤＮＡであれ、異状活動や異状増殖を始めてしまうのです。

特に、肝臓が病んだ時などは、普通細胞をガン細胞に誘発する成分を出したり、増殖させる成分を出したりします。

当然、ウイルスやバイ菌が増殖するための栄養成分も供給します。

腫瘍・炎症を起こしている所に対しても、促進する成分を出し続けます。

逆に、あまり活動しなかったり停止していたりする所には、栄養成分や活動成分を送らず、細胞を凝縮・凝固させてしまうのです。

肝臓が悪化すると、体全体を消滅させるための成分を、体全体に流動させます。

顔色が黒ずんだり、視力が落ちたり、幻聴が聞こえたり、嗅覚がおかしくなったり、味覚がおかしくなったりもします。

気管支などは、肝臓の収縮する力で引っ張られますから、のどが詰まる、呼吸が苦しくなる、痰がからむ、咳が出るなどの様々な症状や、胃腸も引っ張りますから、お腹が痛い、腰が痛い、下痢をする、便秘になるなどの症状を起こします。

当然、他の四臓との連携も破壊消滅に向かう訳ですから、心臓・脾臓・膵臓・腎臓を引っ張り、動きを悪化させます。

肝臓が悪くなるということは、日常生活の中で、あまりにも無防備な暮らしをしている証です。

肝臓は、少々の破壊であれば、自らの出す成分で修復することのできる、唯一の臓器です。


肝臓が元気であれば、からだ全身に必要な成長成分や活動成分を合成しますから、肌つやは良く、背すじは伸び、張りのある体でいられます。


肝臓が悪くなると、新しい細胞を作る成分や活動成分が合成されず、思考力が落ちます。

脳の神経細胞も、肝臓の収縮する力で引っ張られますので、心の病気を発症させやすくなります。

肝臓が元気になると、体の病気も心の病気も、早期に完治します。

心臓《しんぞう》（起・㊉発展・㊀終息）

五臓の中の心臓は、五臓を含む他の臓器やすべてを、円滑に機能させる臓器です。

心臓は、他の臓器と連携し、血液の製造・血液の増量・血液の減量・血液の生産停止・生体電気の発生と調節などを、生産細胞に指示することを主に行います。

また、血液の通り道、血管を作る働きと作用もあり、神経経路とは別の、生体電気の流通経路を作ったり、生体電気の流通経路の周りの細胞を動かし、生体電気の電圧を調節したり、電流を調節したりします。

心臓

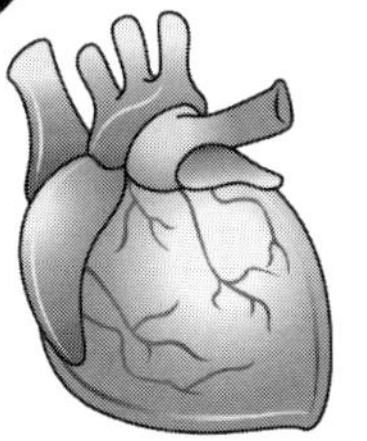

心臓・起

⊕発展

健康な心臓

心臓

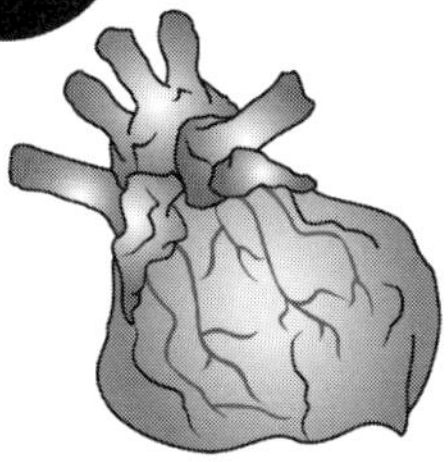

心臓・起

⊖終息

病気の心臓

さらに、他の臓器が生産している、細胞の活動成分や構成成分・酸素・細胞が新しい機能を持つための転化成分などを、必要に応じて各細胞に配る仕事と、ウイルスやバイ菌・ガン細胞・老廃物・二酸化炭素などを、排出する臓器に送り込む働きと作用も持っています。

心臓は、活動細胞組織がたくさん重なり合い、生体電気をたくさん発生させる臓器であるゆえに、その活動の波動でリズムを崩した細胞の一部が、ケイレンを起こすこともある臓器です。

心臓が病気になると、一気に、体全体の機能が終息の働きと作用を起こします。

血液や生体電気が思うように流通しませんから、血液と生体電気を多く必要とする心臓を含む五臓や脳などは、特に大きなダメージを受けます。

血液を送るときの圧力の調節ができず、生体電気の圧力の調節もできず、血管を形成している細胞も弱くなり、圧力がかかると血管は破裂します。また、血管を細くしたり、つぶしてしまったりして、様々な臓器全体を大きく破壊するのです。

心臓という臓器は、血液と生体電気を使い、様々な仕事をしています。

人は、興奮状態（細胞の異状活動により、高い電圧と高い出力の電気が発生する）になると、心臓が生体電気の電圧・出力を抑えて冷静にさせますが、心臓が悪くなるとこの機能が働かず、興奮状態が続きます。ひどい不安におそわれたり、イライラしたり、パニックになったりもします。

心の病は、心臓の機能と大きな関係があります。

脾臓《ひぞう》（変・㊉転化と形成・㊀分解と分散）

脾臓は、肝臓から生み出された正常ＤＮＡの構成成分に、脾臓自身が生み出す形成成分を合成し、正常なＤＮＡを作る働きと作用があります。

脾臓は、この新しく生まれた正常ＤＮＡを核に、肝臓から生み出された健康細胞の構成成分と、脾臓自身が生み出す形成成分とを合成し、新しい健康細胞を生み出す働きと作用があります。

この一連の働きと作用は、肝臓からの情報を元に、病気細胞や破損細胞のすぐ脇で行われ、正常ＤＮＡと健康細胞の発生後は、脾臓自身が生み出す細胞分解・分散成分で、病気細胞などを細かく分解し、それらは他の臓器に運ばれて、体外に排出されます。

脾臓

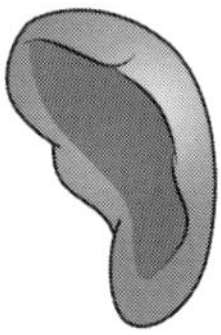

脾臓・変

⊕転化と形成

健康な脾臓

脾臓

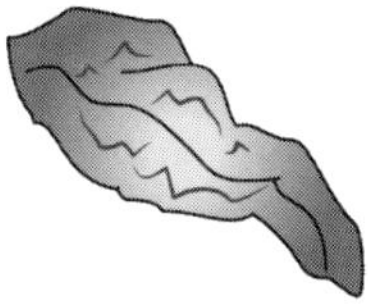

脾臓・変

⊖分解と分散

病気の脾臓

正常ＤＮＡが正しく機能し、健康細胞が正規の働きをし、さらに、細胞分裂で新しいＤＮＡと細胞を生む時には、脾臓が生み出す転化形成成分で、細胞分裂を起こします。

脾臓から細胞分裂のための転化形成成分が出ると、新たに肝臓からそのＤＮＡと細胞の構成成分が送り込まれ、脾臓が新たに生み出した形成成分と合成し、新しい細胞が生まれるのです。

細胞分裂後の、古い細胞と古いＤＮＡは、脾臓が出す分解・分散成分で細かく分解され、他の臓器に運ばれて体外に排出されます。

脾臓は他の臓器と違い、形成と分解を同時に行う臓器なのです。

古いＤＮＡと細胞を、新しいＤＮＡと細胞に生み換えることや、病気・ケガの異状ＤＮＡと異状細胞を、新しいＤＮＡと細胞に置き換える現象のことを、古いものと新しいものの入れ換え、メタボリズム（生命素粒子の本質の一つ・新陳代謝）と言います。

メタボリズムが始まると、体全体の細胞の安定をはかるため、眠気におそわれます。

睡眠とは、体すべての細胞に、静かに、安定させた働きをさせるための現象です。

食後に眠くなるのは、食物を吸収し、新しい細胞を生み出し始めた時の現象なのです。

脾臓が病気になると、一連の働きと作用を安定した状態で行えなくなり、異状なＤＮＡと細胞の形成成分が生産され、ガンや腫瘍を発生させたり、異状な分解・分散成分を発生したりして、ちょっとした破損箇所で炎症を激しく起こし続けます。

逆に、分解・分散成分が出なくなると、ガンやウイルス・バイ菌を撃退できず、さらに、ガンやウイルス・バイ菌は、肝臓が生み出す細胞の構成成分をたくさん食べ、増殖します。

また、細胞の形成成分が出なくなると、新しい細胞が形成されず、古い細胞はいつまでも残り、老化が進みます。

この、脾臓が病気の時に起きる現象は、生体電気を過剰に必要としますから、全身の細胞を異状興奮させ、眠れない状況を作ります。

脾臓が健康な状態であれば、心地よい睡眠、肌つやの良い体、活力のある生活ができます。

脾臓が病気になると、眠れない、ガンやウイルス・バイ菌が消えない、病気やケガが治らない、そして、収縮した体で、とても苦しい毎日を送ることになります。

脾臓の特色をお話しします。

脾臓から生まれた成分は、血液で運ばれ、現場に到着し作業をします。

作業が終わると、リンパ液（血液から分離した成分の分子集合体）に混ざり、脾臓に戻ります。

このリンパ液に混ざった、作業を終えた脾臓からの成分は、とても過敏に、過剰に反応を起こしやすい危険な成分のため、脾臓に戻ると分解され、消去されます。

脾臓は、あまり大きくない臓器なので、この危険な成分を一度に分解しきることができないため、脾臓から生まれた成分をたくさん使う箇所の近くに、リンパ節（リンパ液のため池）を作り、その流れを調節します。

しかし、脾臓が病気の時は、脾臓で危険な成分の分解消去がすすまず、リンパ節というため池にリンパ液が多くたまり、さらにあふれ、リンパ管が膨らむことで、むくみの現象を起こすのです。

この毒性の強い成分が、作業中に、リンパ管ではなく血液の中にたくさん流れ込むと、血管の炎症を起こしたり、腫瘍を生んだり、他の臓器や体全体に炎症破壊を起こします。

この現象は、脾臓が病気になることで、リンパ液の流れが滞り、起こります。

脾臓は、他の四臓と違い、体のすべてを形成したり、また、すべてを分解する働きと作用をします。

形成と分解を同時に行う臓器が、脾臓です。

脾臓が病気になると、正常なＤＮＡや健康細胞を分解し、異状ＤＮＡを形成し、病気細胞を生む働きと作用を続けます。

脾臓が健康になると、異状ＤＮＡを分解し、病気細胞を消滅させる働きと作用を起こし続けます。

膵臓《すいぞう》（調・㊉安定と調整・㊀不安定と崩れ）

膵臓は、五臓や脳を含む体のすべての臓器や、すべての細胞を円滑に動かすのに必要不可欠な成分・活動成分を生み出します。

膵臓は、活動成分を血液によって全身の細胞に送り、細胞から出る生体電気に、その活動成分を反応させて細胞を動かします。

膵臓から出る活動成分が不足すると、疲れて、体が動かなくなります。激しく運動をすると、膵臓が生み出す活動成分の生産が間に合わなくなり、膵臓のある背中やみぞおち辺りが痛くなり、運動停止のサインを送ることもあります。

膵臓

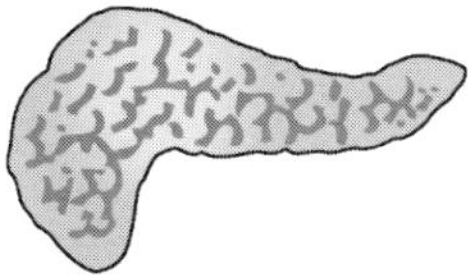

膵臓・調

⊕安定と調整

健康な膵臓

膵臓

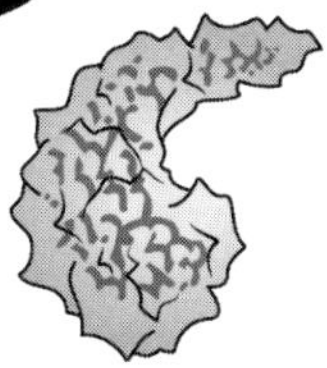

膵臓・調

⊖不安定と崩れ

病気の膵臓

さらに活動成分が出なくなると、体は動かなくなり、硬直した状態で死にます。

膵臓から出る活動成分が充実すると、とても安定した体調を保てます。意識も安定し、物事を的確に処理することができます。

逆に、膵臓から生産される成分が不足すると、体のあちらこちらに不調を生じます。

意識も乱れ、体も、生活状況も崩れます。

膵臓は、活動成分を合成する時に出る余分な排泄成分を、十二指腸から大腸に送り、大腸の中の、消化液と食べ物の残りカスの、ドロドロになった物質に含まれている消化液を分解消去し、排泄物を固めて大腸の働きを助けます。

下痢を起こすのは、膵臓の働きが悪く、膵臓から排泄される成分が不足し、大腸内の物質を固めることができないからで、便秘はこの逆です。

膵臓とは、体のすべてを調えて、安定させることを目的とした臓器です。

不調になると、体は不安定になり、体のすべてが崩壊します。

腎臓《じんぞう》（果・㊉統制と存在・㊀乱れと消去）

腎臓という臓器は、食べ物の残りカス以外の、体のすべてから排出される不必要な成分をすべて、体の外に排出する臓器です。

体から不必要な成分を排出するために、腎臓は排出成分を生産し、体の全身に配給します。

排出成分により生産されるものは、尿・汗・唾液・痰・鼻水・涙・耳あかを固める成分などや、体から排出される臭気や無臭気もあります。

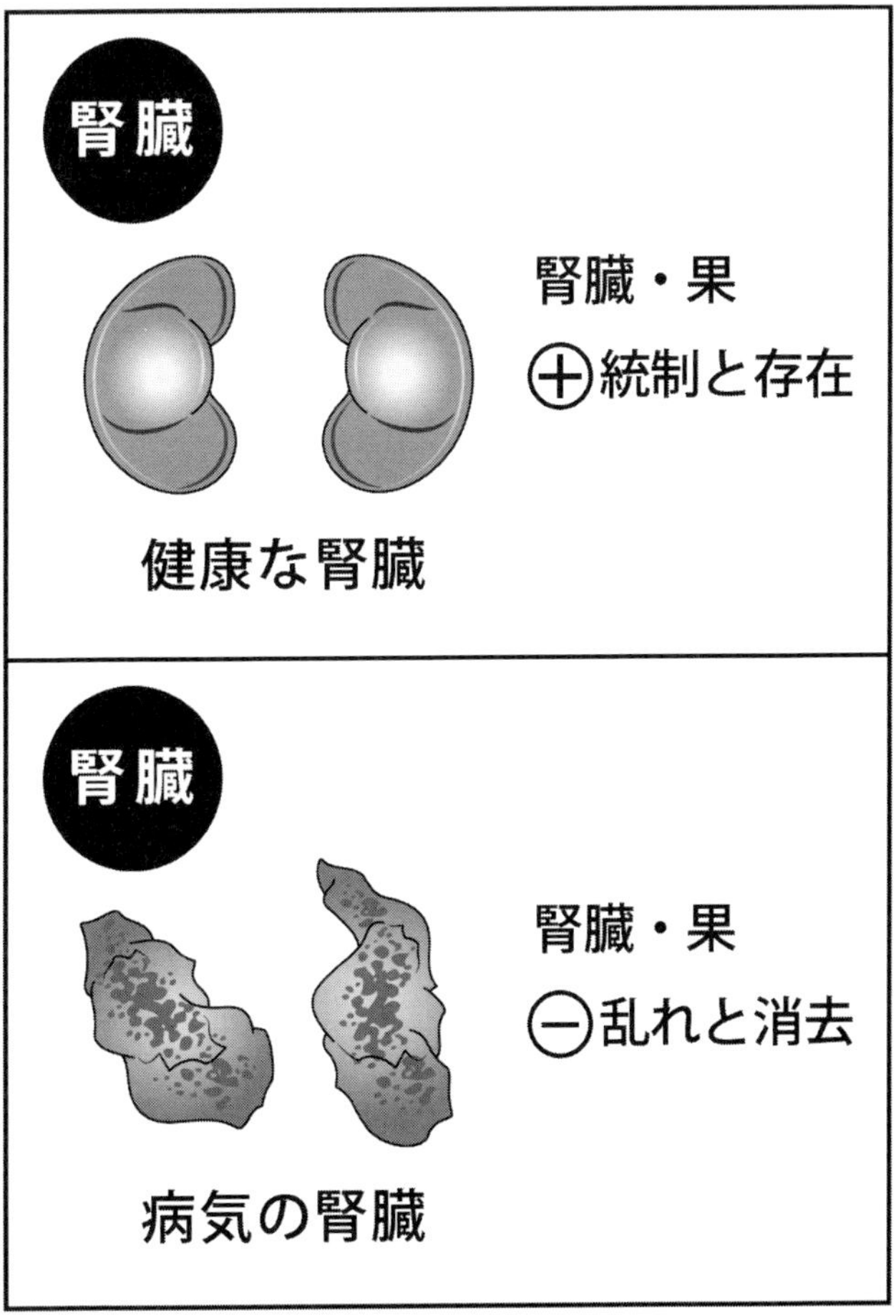
腎臓
腎臓・果
⊕統制と存在
健康な腎臓
腎臓
腎臓・果
⊖乱れと消去
病気の腎臓

全身から出る不必要な成分をすべて排出することで、全身の細胞の働きと作用を促進し、活力に満ちた働きと作用を起こさせ、強く、自身の存在を表現するのです。

腎臓が病気になるとこの機能が働かず、特に、五臓や脳などの活発に働く臓器・色々な成分を生産する臓器に、大きな影響を与えます。

細胞の活動が鈍くなり、排出されない成分によって太ったり、思考力が低下したりして、体のすべての機能を乱し、停滞し始めるのです。

また、腎臓が収縮したり、膨張したり、必要以外の動きをしますから、他の臓器にも悪い影響を与え、背中が痛くなったり、腰が痛くなったり、足や腕・肩も痛くなったりします。

自身の活力がなくなり、存在は消え入るようになり、その存在は忘れられがちになります。

腎臓は、体すべての機能の均衡を保つ臓器です。

腎臓が病気になると、体全体の機能のバランスが崩れ、体のあちらこちらから病気を発生します。

毒素も排出されませんから、痛風やリウマチなど、血液の流通の悪いところに特に病気を発生させます。

腎臓が健康になると、体内の毒素を含む、様々な臓器から排出される、いらないものを体の外に出しますから、全体の臓器の働きと作用の均衡が保たれ、とても爽快な動きができます。

五臓の健康と不調

五臓が健康だと、自己治癒力が強く働き、どんな病気でも、どんなケガでも、早期完治します。

五臓が健康だと、自己免疫力が強く働き、ウイルスやバイ菌などをたちまち撃退し、まして、ガン細胞や腫瘍などは発生しません。

五臓が健康だと、プラスの生命素粒子を常にたくさん発生させることができ、活力に満ち、充実した人生を送ることができます。

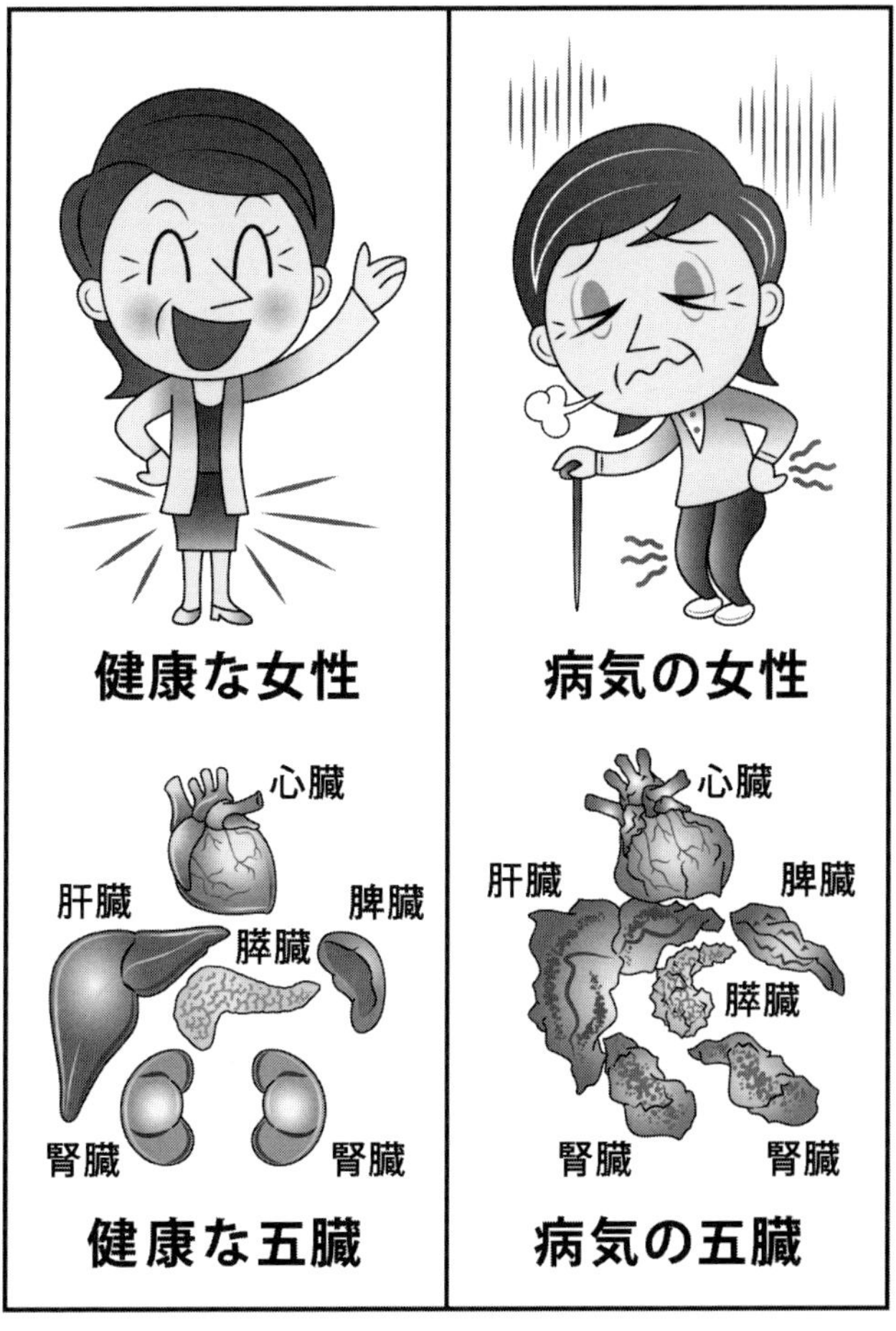

健康な女性
病気の女性
心臓
肝臓
脾臓
膵臓
腎臓
腎臓
健康な五臓
心臓
肝臓
脾臓
膵臓
腎臓
腎臓
病気の五臓

しかし、五臓がいったん病気になると、プラスの生命素粒子の発生は弱く、その量は少なくなり、活力に欠けた弱々しい生き方に変わります。

五臓は、全身の活動を維持するための成分を生産するために、五臓の構成細胞を休みなく活動させ続けますから、常に、古い細胞を新しい細胞に入れ換えるメタボリズム（新陳代謝）現象を起こし続けないと、すぐに病気になります。

五臓と脳は、休みなく活動するために、活動に必要な生体電気を大量に発生させ続けますから、体外からの電気による障害を最も受けやすい臓器なのです。

身近にあるもので電気障害を起こす、ゲーム・パソコン・スマホ・電子レンジ・テレビなどは、必要以外、身近に置かないのが賢明でしょう。

口から入れる食べ物・飲み物に含まれている悪い成分は、分解されず、そのまま細胞に影響を与えます。特に五臓が最も影響を受けます。

薬（西洋薬・漢方薬）・サプリメント・人工アルコール・アロマオイル・お香などは、絶対に分解されませんので、取り入れてはダメな成分です。トウガラシやニンニクなど、強い刺激のある成分も、分解されずにそのまま細胞を刺激しますから、良い影響は与えません。

放射線や、人工的に操作したＤＮＡや細胞などは、五臓以外でもその負荷は大きく、全身の細胞を壊します。

本書に書かれている生命素粒子自己療法を行い、五臓からたくさんのプラスの生命素粒子を発生させ、病気を早期快復させるのが一番です。

生命素粒子（Ｂｉｏｐａｒｔｉｃｌｅ）

生命素粒子とは、不思議な力とか、神の力とかいう抽象的思考や、偶像的思考で作り上げたものではなく、整合性ルーペで捉えた事実である存在活動物体です。

生命素粒子・Ｂｉｏｐａｒｔｉｃｌｅという表現は、この存在活動物体を呼ぶために私が作った名称です。

生命素粒子は、この世のすべての空間も、すべての現象も、すべての実体も形成している、基礎情報を元に活動し存在する、この世で最小の素粒子のことです。

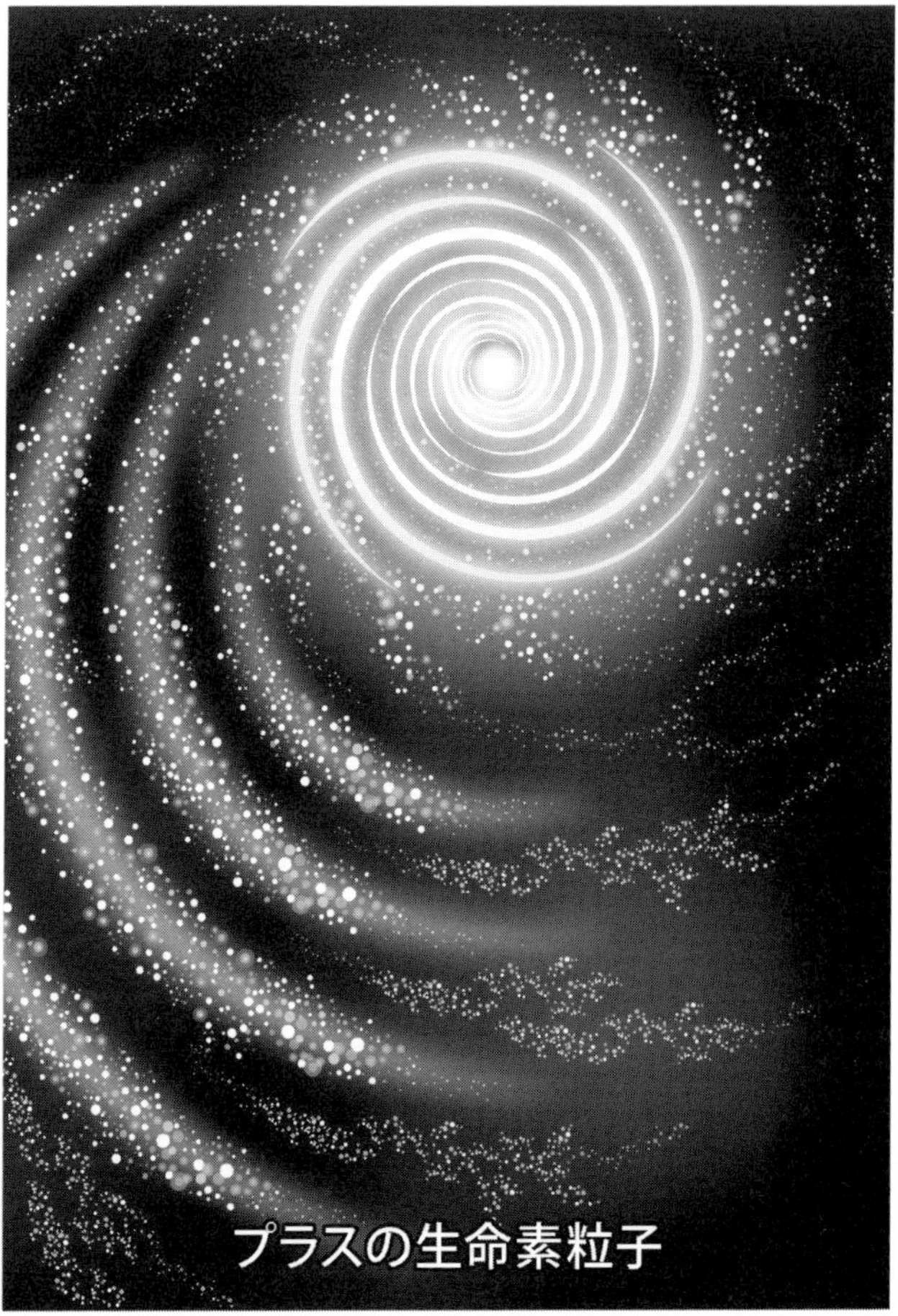
プラスの生命素粒子

この世に最初に生まれるファースト素粒子は、プラスとマイナスの情報を合わせ持ち、プラスの生命素粒子として、プラスの情報の働きと作用をしています。

この世で最後に消えていくラスト素粒子は、プラスの生命素粒子がマイナスに転化した時に生まれるマイナスの素粒子のことです。

マイナスの生命素粒子は、マイナスだけの情報を持ち、その情報を元にマイナスの働きと作用を起こす素粒子のことを言います。

マイナスの生命素粒子は、プラスの生命素粒子に転化することはありません。

プラスの生命素粒子は、生まれて、マイナスの生命素粒子に転化して消えてゆくメタボリズム（新陳代謝）を有する素粒子なのです。

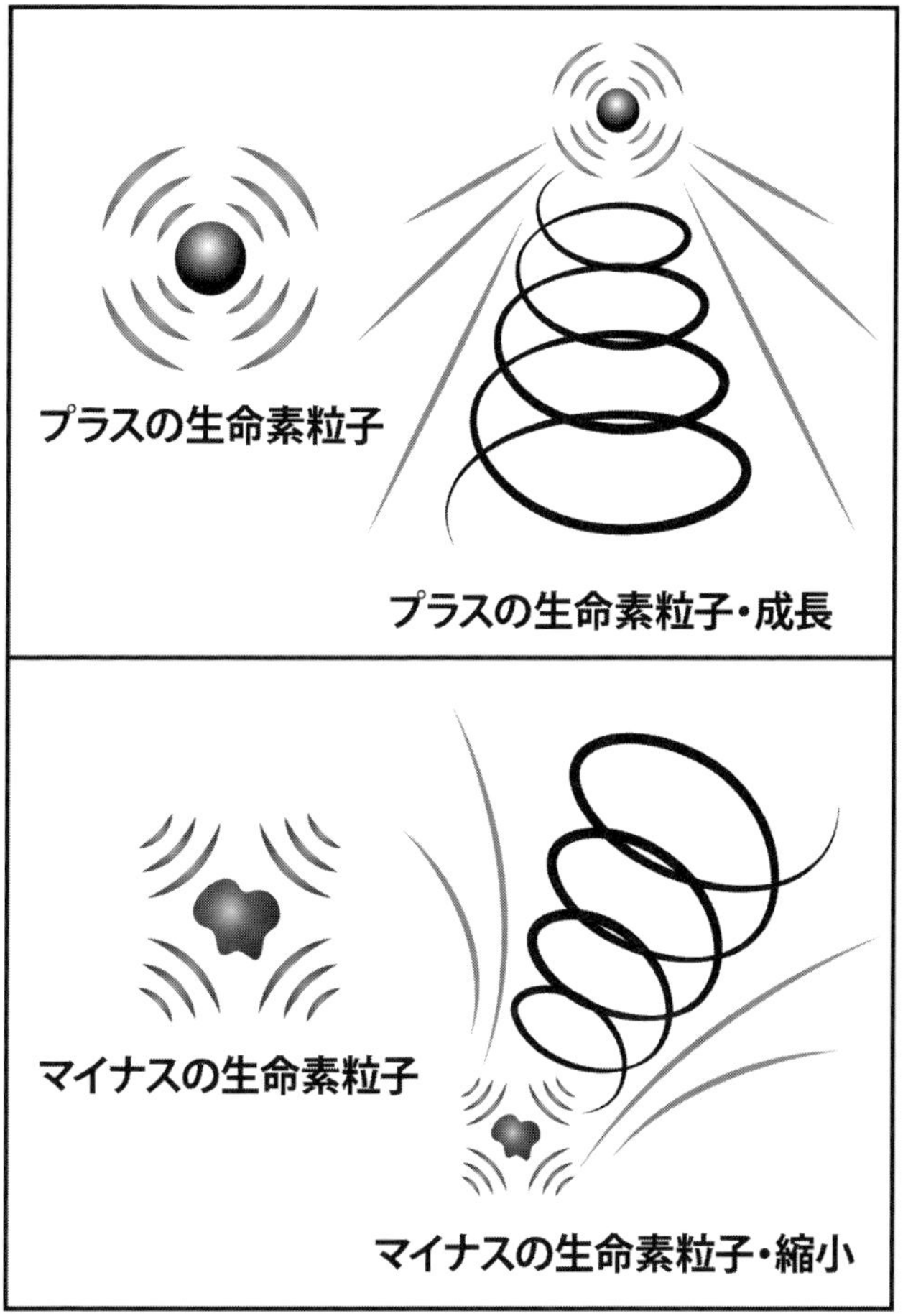
プラスの生命素粒子
プラスの生命素粒子・成長
マイナスの生命素粒子
マイナスの生命素粒子・縮小

その速度は、人知では計り知れない程の速度で行われます。生命素粒子の働きであるスピン速度（回転速度）も、人知では計り知れない程の速度です。

単体の生命素粒子は、この世で最小で、最速のスピン速度とメタボリズムを有するため、発生した場所から移動する動きは一切できません。

この単体の生命素粒子は、空間を作っている素粒子です。周りの空間も、自身の体内の空間も、細胞の空間も、ＤＮＡの空間も、ＤＮＡを形成している分子の空間さえもあらわし、一つの形態としての形を作っているのです。

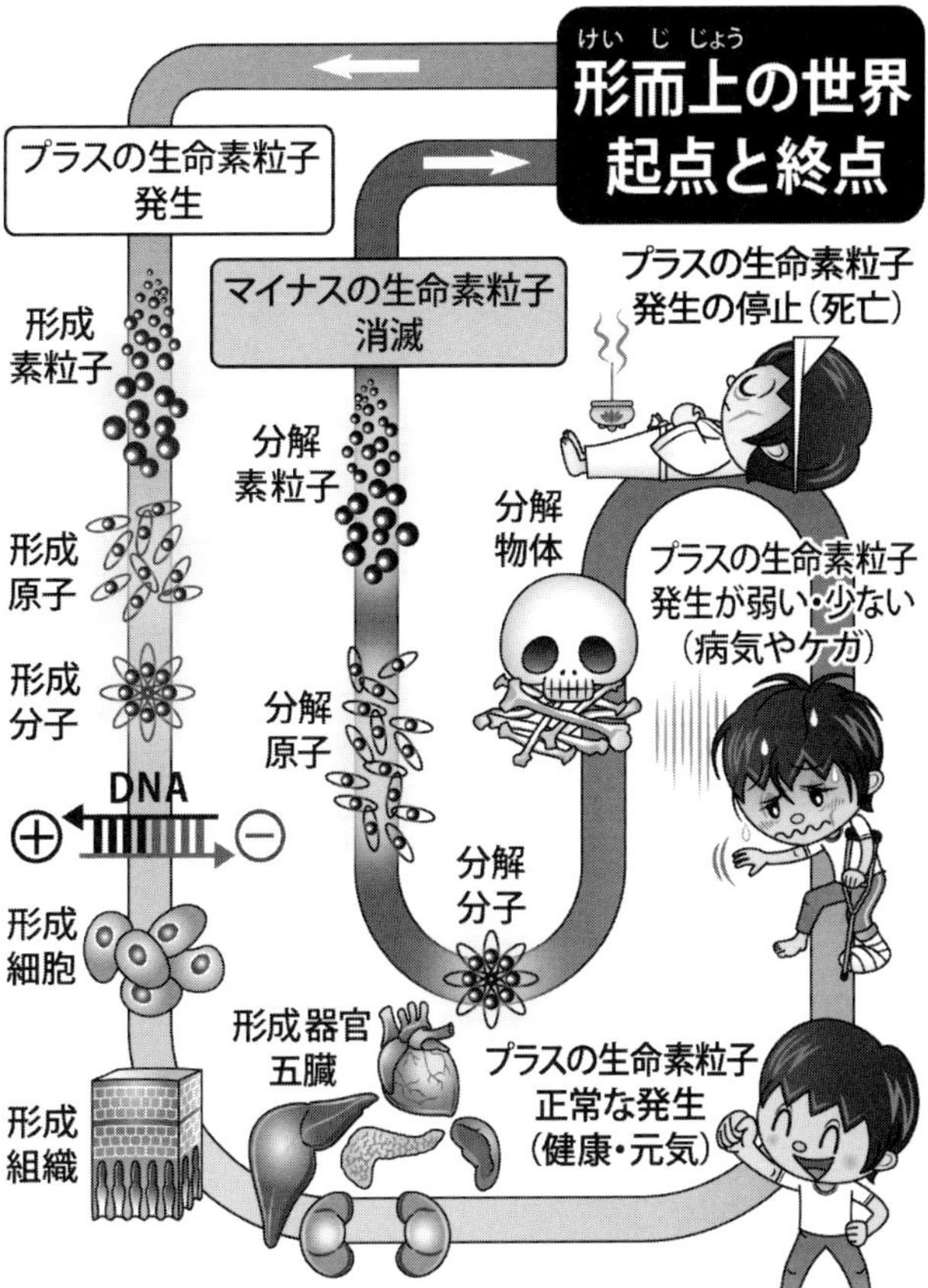

生命素粒子の発生と消滅
人の誕生・病気・死亡・消滅のチャート図

生命素粒子は、この空間を表現するファースト素粒子が複合した時に、はじめて、複合生命素粒子となり、ファースト生命素粒子が作る空間を移動できるのです。

移動とは、まず、空間を作っている最速のスピン速度を持つファースト生命素粒子が、スピン速度の遅い他の移動物体から圧力を受けた時、マイナスの生命素粒子に転化して消え、そして、消えたその場所を移動物体が占め、移動物体が動いた跡の所に新たにファースト生命素粒子が生まれ、空間をあらわす現象のことを言います。

私達が空間や水・固体物質を移動させ、そこを通過することができるのも、すべて、移動に関わる空間をあらわしているファースト生命素粒子の消滅現象と発生現象の本質があるからなのです。

ファースト生命素粒子が消滅できない状況箇所は、移動できません。

プラスの生命素粒子は、発生と、複合と、一部消滅をくり返し、人が認識できる形態になった時、現象になった時に、はじめてわかります。

形成素粒子が、複合・形成・一部消滅をくり返し、形成原子になります。

形成原子も、同様な働きと作用をくり返し、形成分子になります。

形成分子は、形成原子が複合してできますから、様々な刺激という衝撃を受け、一つの原子が欠損すると、その形成分子はバランスを失い、マイナスの働きと作用をする分子となります。

この現象が、病気の始まりです。

形成分子は、複合・形成・一部消滅をくり返し、DNA（遺伝子・情報基盤帯）を作ります。

この時のDNAは、肝臓から生まれたプラスの生命素粒子を組み込んだ情報素粒子からなる形成分子で形成されます。

DNAは、プラスとマイナスの基礎情報を合わせ持っていますから、細胞を形成したり、細胞の働きと作用を起こす時は必ず、プラスの情報を元に行います。

しかし、何らかの作用で形成分子がマイナスに転化消滅し、一つでも分子が欠損すると、DNAはバランスを崩し、マイナスの働きと作用を起こし、細胞を病気細胞にします。

一度マイナスの働きと作用を起こし始めた病気細胞が、プラスの働きと作用を起こす健康細胞に転化することはありませんから、ウイルスやバイ菌・薬物や他の様々な衝撃で破損した形成細胞（病気・ケガの細胞）はすべて消去し、新しく形成した健康細胞と入れ換えなければなりません。

これを自己治癒力と言います。

人体に衝撃や欠損を与える危険なもの、ウイルス・バイ菌・ガン細胞・病気やケガの欠損細胞などを、生命素粒子の働きと作用で五臓を連携させ、そこで生まれる力によって消去することを自己免疫力と言います。

このくり返しで、形成組織を作り、形成器官・五臓を作り、脳を作り、人体として機能するすべてを作り、一人の人が生まれるのです。

人体を維持するプラスの生命素粒子が、標準的に体内に発生し続ければ、その人は健康で元気です。

逆に、プラスの生命素粒子の発生が弱く、量も少なければ、病気やケガをし、ウイルスやバイ菌・ガン細胞などに元気な細胞を破壊され、体の機能を失うことになります。

さらにそれが進み、人体を維持することができないくらい、プラスの生命素粒子の発生が停止した時、その人は死にます。

その後、骨などを形成している形成分子は、濃密で凝縮していますから、分解・分散速度は遅くなります。

例えば、一つのものを分解・分散するのに一分かかるとしたら、骨は百分かかるということです。

一つ一分のところに百個凝縮して詰まっているということであり、分解分散できないということは、濃密な存在ということなのです。

薬品や石油製品・サプリメント・刺激の強いものなどは、濃密に合成する働きと作用を持ち、人体の中では分解・分散しづらく、逆に触れたものを凝縮させてしまうのです。

薬やサプリメント・機械などを用いて細胞を異状活動させ、生命素粒子を人工的に発生させても、複合作用のない単体の生命素粒子しか発生できないため、すぐにマイナスの生命素粒子になり消えてしまいます。

プラスの生命素粒子を、自身の生存能力で静かにたくさん発生させる以外、生命素粒子自己療法を行い、静かに、強くたくさん発生させる以外、方法はないのです。

ＤＮＡ（遺伝子・情報基盤帯）

ＤＮＡ（遺伝子・情報基盤帯）とは、細胞を形成する時の設計図であり、細胞が細胞本来の働きと作用をするための指示書であり、細胞群が統括した働きと作用をするための指示書であり、体全体・約三十七兆個の細胞の統括命令書でもあります。

その情報はすべて、肝臓機能に統括され、収められています。

生存能力が強く、生命素粒子を力強くたくさん発生できる時は、ＤＮＡにも、発展進化するための情報が組み込まれます。

生存能力が普通であり、普通の力で生命素粒子を出す時は、現状維持をするための情報がＤＮＡに組み込まれます。

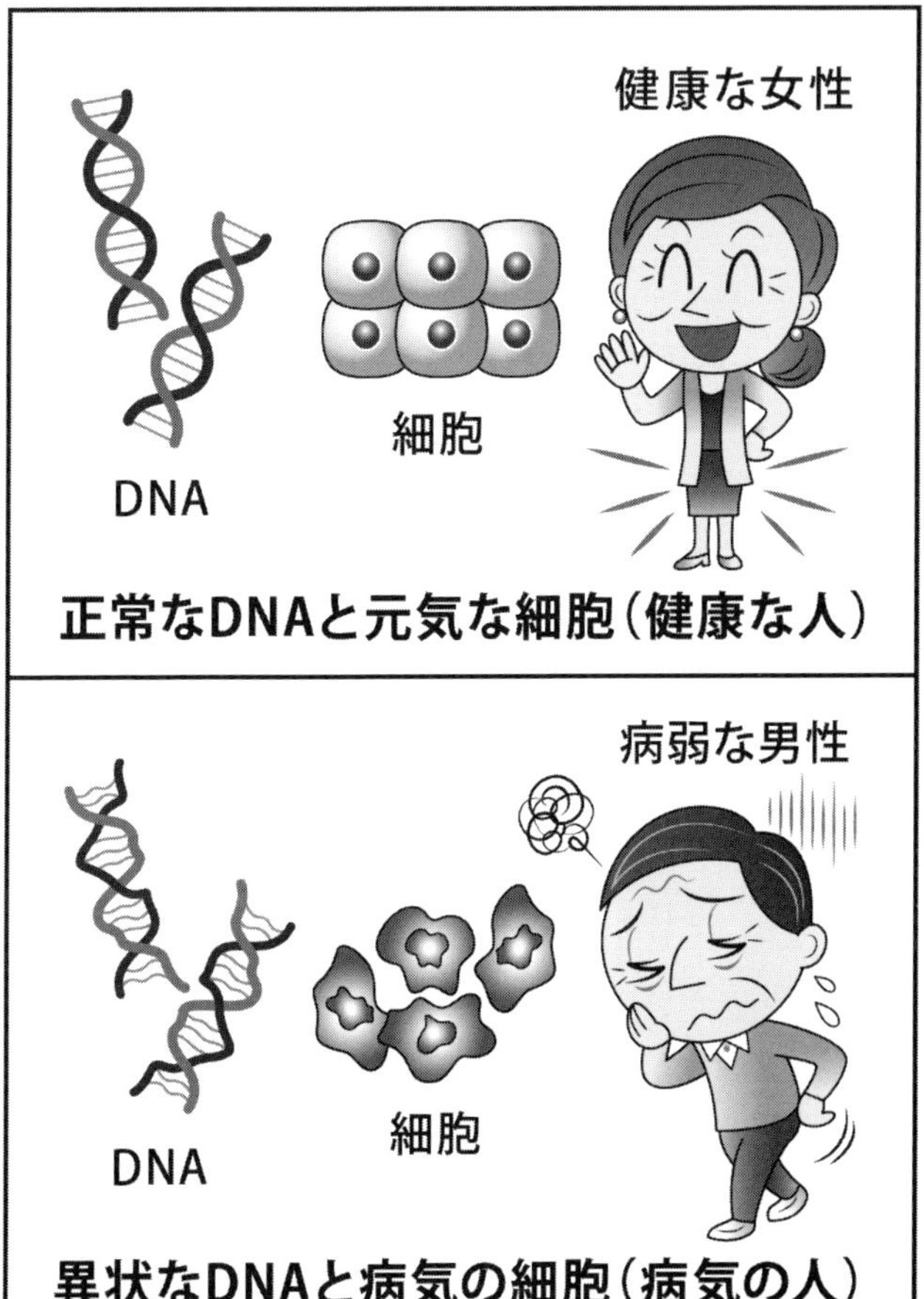
健康な女性
細胞
DNA
正常なDNAと元気な細胞（健康な人）
病弱な男性
細胞
DNA
異状なDNAと病気の細胞（病気の人）

生存能力が低く、生命素粒子を弱く発生することしかできない場合は、DNAには、衰退・退化する方向の情報が組み込まれます。

生存能力とは、生命素粒子の発生能力のことを指します。

DNAが正常に働けば、元気な細胞を形成し、健康で活発な、活力に満ちた人を形成します。

DNAが何らかの衝撃を受け、異状DNAに転化した時、細胞の形態も崩れ、病気細胞になります。

病気細胞が多ければ多い程、体のあちらこちらに病気を発病し、弱り、痛々しい人を形成します。

ＤＮＡを常に正常にし、元気な細胞を常に維持するためには、自身の生存能力を高めるか、本書で紹介する生命素粒子自己療法を行い、生命素粒子をたくさん発生させることを促さなくてはなりません。

生存能力が高まりますから、病気やケガの人は、率先して、毎日欠かさず三～四回は行い、くり返しましょう。

自身の病気やケガが快復するにつれ、今までと違った活力に満ちた動きが出てきますから、自分でもよく自覚できると思います。

人工的に作られたＤＮＡや細胞を体内に入れることは、情報がまるで違いますから、ガン細胞を移植することより怖いことです。

生体電気

生体電気は、体内の活動している細胞の働きから発生します。

発生した生体電気は、約三十七兆個の細胞を動かすという重要な役割を果たします。


膵臓が出す活動成分と、肺機能から取り入れた酸素を、生体電気のプラスとマイナスをショートさせ、爆発燃焼を起こすことで細胞を動かします。

この時出る熱は体温として、また、酸素は二酸化炭素になり、肺機能を通じて外に排泄します。

生体電気の働きで発生した炭素成分は、血中に混じり、排出臓器を通じて外に出ますが、うまく排出できないと体内に残り体を壊します。

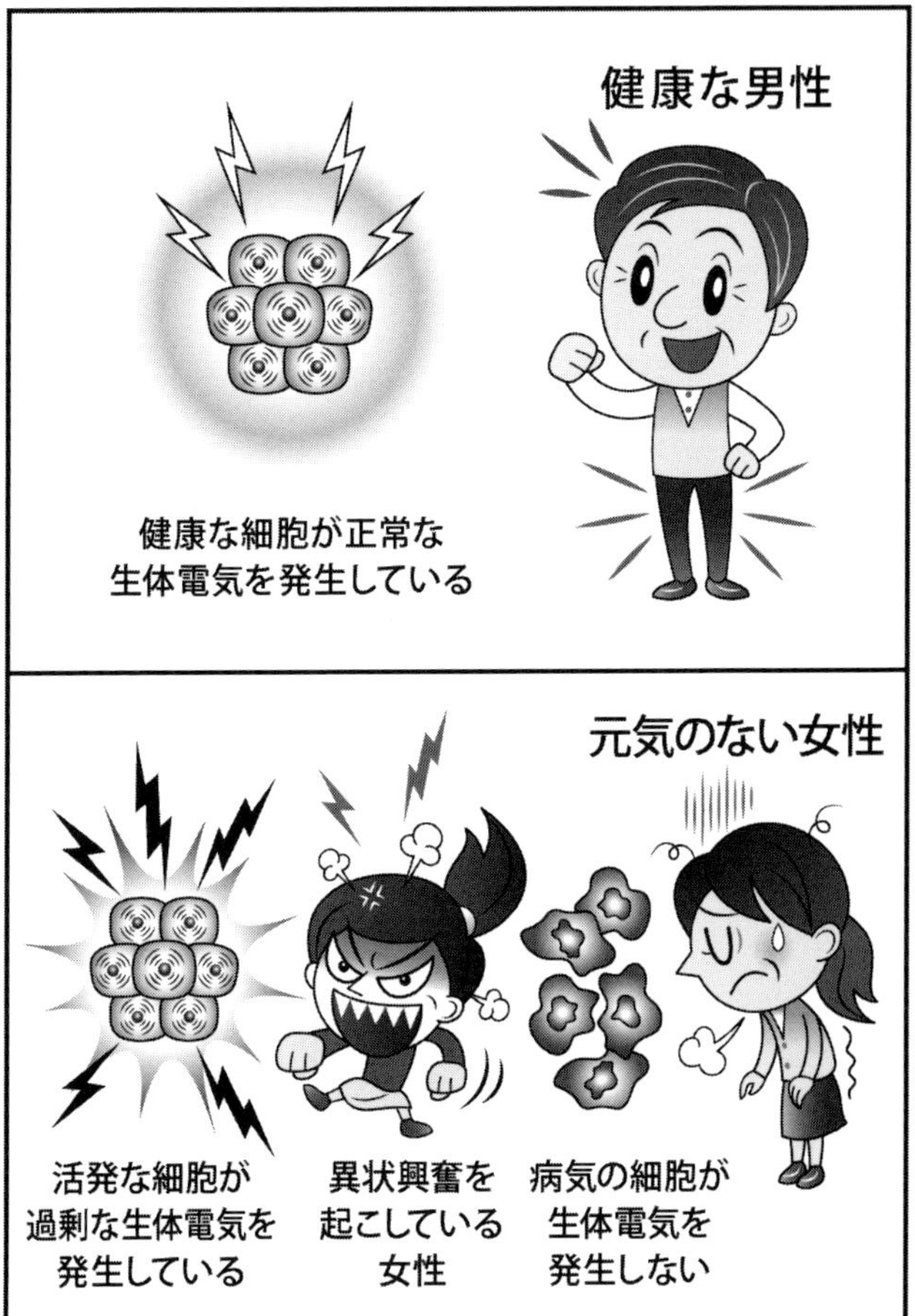
健康な男性
健康な細胞が正常な
生体電気を発生している
元気のない女性
活発な細胞が
過剰な生体電気を
発生している
異状興奮を
起こしている
女性
病気の細胞が
生体電気を
発生しない

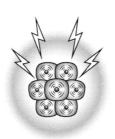

生体電気は、体のあらゆるところから得る情報を電気信号に変え、神経という電気配線を通じて情報細胞に送り、情報細胞の原子を変形させることで記録していきます。

必要に応じて、記録細胞から神経を通じ、必要な細胞に情報を送る役目もします。

記録細胞が形を変えなかったり、形が変わってもすぐに元に戻ったりする現象を、もの忘れや記憶力がないと言います。

情報伝達のための生体電気が弱かったり、逆に強すぎたりしても、記録細胞が対応できず、うまく記憶ができません。

健康な細胞は、正常な出力と容量を持った、正常な生体電気を発生させます。

体の機能が正常に働き、作用する訳ですから、思考機能も安定し、体の機能も安定し、とても元気な状態で過ごせます。

生体電気を必要以上な出力と容量で発生させると、さらに必要以上に細胞を激しく動かし、興奮したり、疲れたり、イライラしたりする原因になります。

逆に、生体電気の発生が弱かったり止まったりすると、人は思うように動けず、病気になります。

人が外からの電気の影響を強く受けるのは、体そのものが精密な電気機械であるからなのです。

病気を完治させるための気付き

人は、生存能力が高ければ、生命素粒子を強くたくさん発生させることができ、健康に過ごすことができます。

逆に、生存能力が弱ければ、生命素粒子の発生は弱々しく少なく、いつも病気やケガをしてしまいます。

人は精密な電気機械です。電気機械である自分自身に障害を発生させる機械・器具から離れるようにしましょう。

特に、パソコン・スマートフォン・電子レンジ・テレビ・ゲーム機・電気治療器などに気を付けることです。他にも様々なものがありますから、自分で判断し、接触する機会をなるべく少なくしましょう。

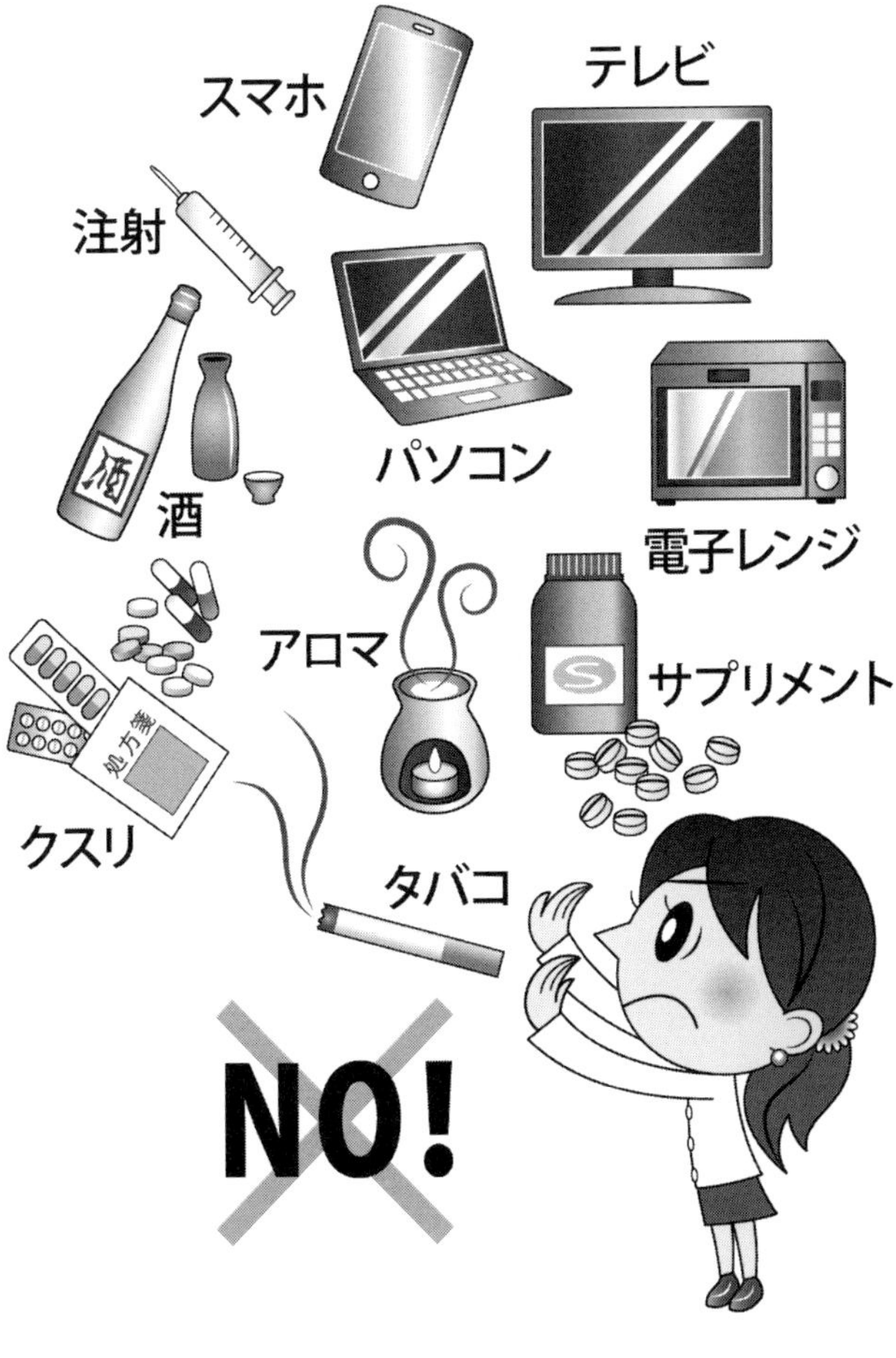
スマホ
テレビ
注射
パソコン
酒
電子レンジ
アロマ
サプリメント
処方箋
クスリ
タバコ
NO!

人は、体の外から体内に栄養素を取り入れて、用途に応じて加工して使います。

体内に残留するものを取り入れるのは、なるべく避けてください。刺激の強い食べ物、食べ物や飲み物に含まれる化学合成した添加物、合成酒やタバコなどは気をつけるようにしましょう。

また、医療を否定している訳ではありませんが、必要以上に過剰に医療に頼るのは控えるべきではないかと思います。

薬・放射線・サプリメントなどは、体の機能を壊したり、体毒として体内に残留してしまうからです。

生存能力で体内から生命素粒子を発生させる以外、他のどんな物事で細胞を活発に動かし、一時的に生命素粒子を発生させても、生命素粒子が複合せず、すぐにマイナスの生命素粒子に転化し消えます。

細胞を活動的に動かし、血流を良くし、体温を上げるだけでは、病気を快復させる自己治癒力も、自己免疫力も、ほとんど機能しませんから、とても疲れます。

本書を読まれれば、自分の体のことを、医療とは違った見解で簡単に理解できると思いますので、冷静に観察し、何が正しいかを判断して、整合性のある答えを出して実行してください。

治らないと言われる病気も、治せないと言われる病気も、ケガも、治すのは自分自身です。

自身の生存能力を高め、自己治癒の能力を高め、自己免疫の能力を高め、統括した能力で、自身の病気・ケガを完治させるのです。

どんなに素晴しい医療や、どんなに高価な薬・サプリメントを用いても、治すのは、自身の生存能力です。

プラスの生命素粒子がたくさん発生すれば、病気やケガは早期に完治します。

プラスの生命素粒子の発生が弱く少ないと、病気やケガは完治せず、生命素粒子の発生が止まると、どんな人でも死にます。

まずは生命素粒子自己療法を行い、プラスの生命素粒子をたくさん発生させてみてください。必ず、完治という結果があらわれます。

第5章

生存能力を正常にして高める生命素粒子自己療法

人が、生存能力を意図的に高め、生命素粒子を強く、たくさん発生させることのできる唯一の方法が、生命素粒子自己療法です。

あなたの生存能力を高め、たくさんの生命素粒子を発生させることができるのは、あなただけです。

どんな機械や器具を用いても、どんな素晴らしい人が指導をしても、あなたの生存能力を高め、生命素粒子を発生させることはできないのです。

あなたが自分の病気やケガを早く完治させたいと思うなら、生命素粒子自己療法を実行してみてください。

左のイラストをよく見ると、生命素粒子の大切さがよくわかります。

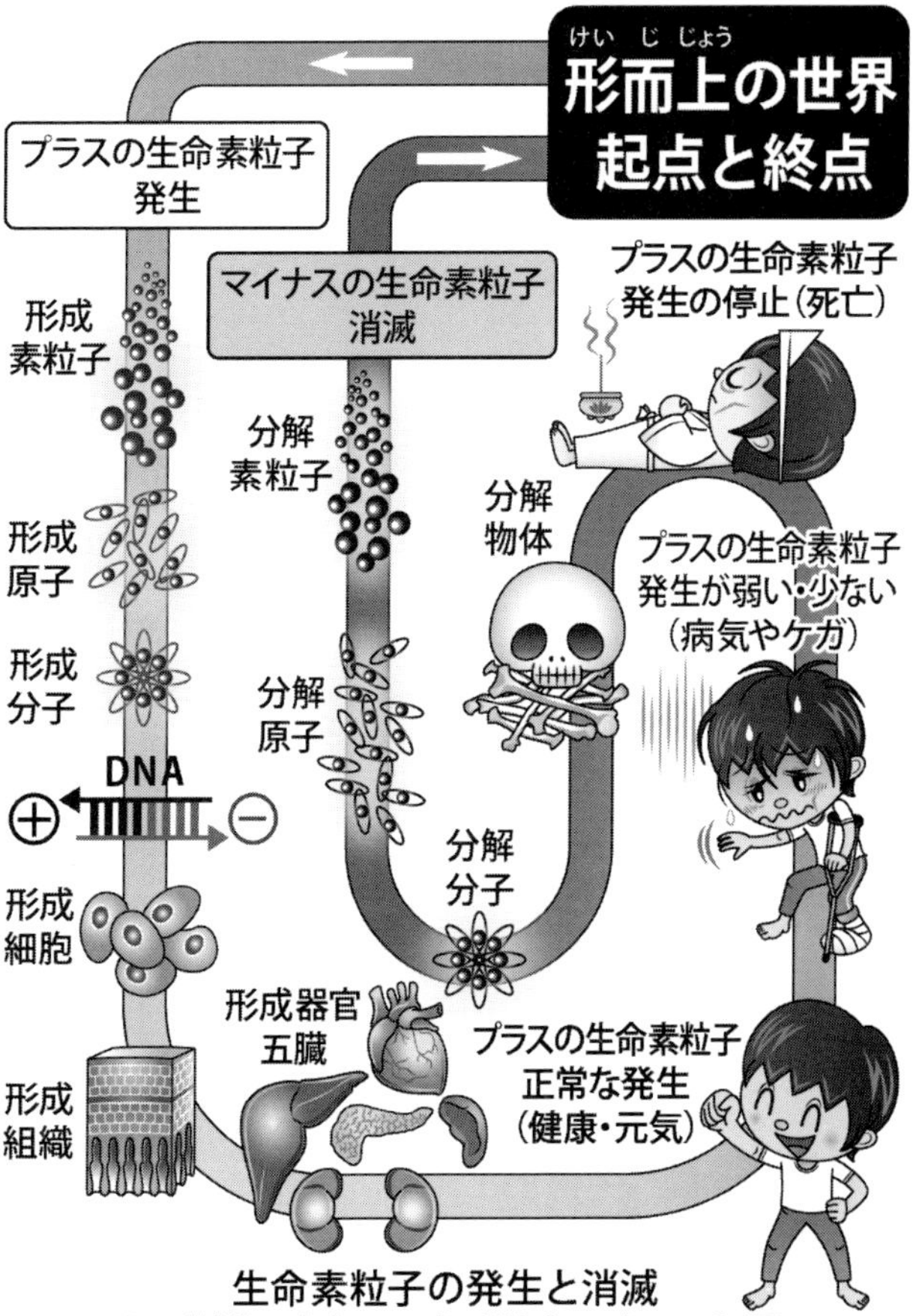

生命素粒子の発生と消滅
人の誕生・病気・死亡・消滅のチャート図

生命素粒子自己療法の準備

1、行う空間は、二メートル四方の広さをとってください（畳二枚分）。

2、椅子は、固めの、安定感のあるものを使用してください。

3、室内の電化製品の電源を切り、コンセントもなるべく抜いてください。

4、照明の真下で行うのは避けてください。

5、カーテンを閉め、外からの光が入らないようにしてください。

6、身に付けるものは、服以外、すべて外してください。

7、静電気防止のため、化学繊維の服はなるべく避けてください。

8、音楽・香料は、一切使わないでください。

9、準備ができたら、生命素粒子自己療法を始めます。

10、生命素粒子自己療法の手順に従い、正確に行ってください。

11、生命素粒子自己療法は、男女・年齢を問いません。
病気の人も、ケガの人も、元気な人も、誰でも、生命素粒子自己療法を行うと、生存能力を高めることができます。

手順1

五臓（肝臓・心臓・脾臓・膵臓・腎臓）を、元の形に戻したり、元の位置に収めたりするために行います。

背筋を伸ばして、正座で行います。

ひざとひざの間・足首と足首の間は、こぶし二つ分位、空けてください。

手首は、上下左右にブラブラしてください。

首は、左回りに、軽く回します。

お腹は、フラフープをするように、ゆっくり左回りに大きく回します。

病気の重い人や、ケガの重い人は、思うように手順1の姿勢がとれないと思いますが、くり返し行い、イラストのようにできるよう頑張ります。

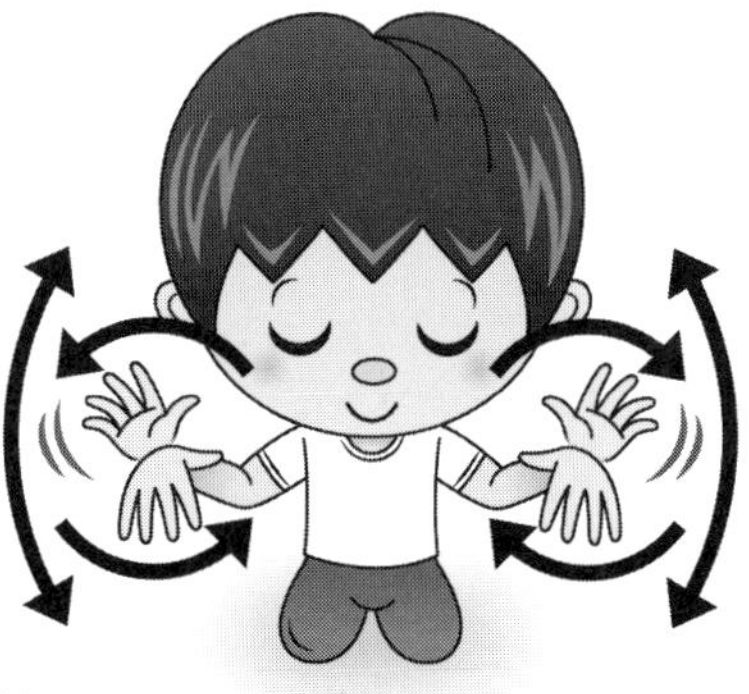

手首回しと手首ブラブラストレッチ。
ひざの間は、こぶし2つ分くらい空ける。

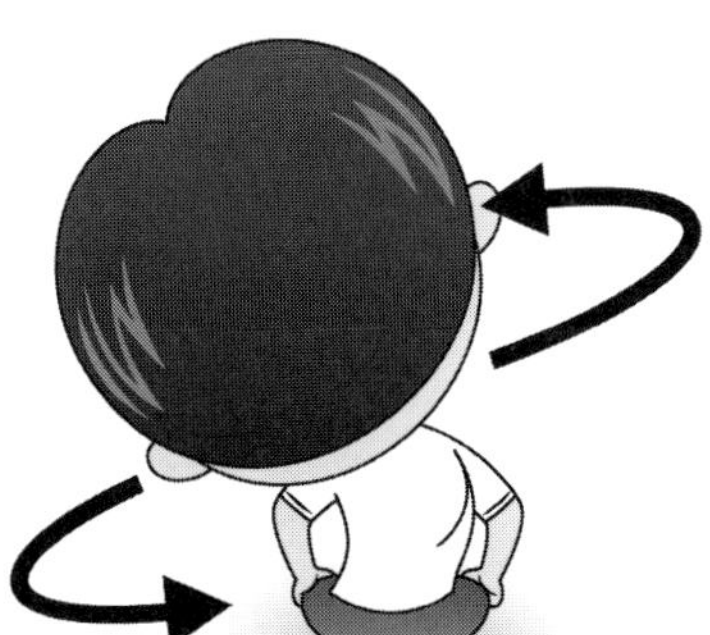

左首回しと左お腹回しストレッチ。
足首は、こぶし2つ分くらい空け、足先はまっすぐ伸ばす。

手順2

症状が重い人ほど、手順2の姿勢がとりづらいと思いますが、頑張ってできるようにしましょう。

五臓（肝臓・心臓・脾臓・膵臓・腎臓）を元の形に戻したり、元の位置に収めるために行います。

手の平を床につけ、指先はひざの方向に向け、手首の間は、こぶし一つ分くらい空けます。

ひざとひざの間は、肩幅より少し広めに空けます。

胸とお腹を下にゆっくりつき出しながら、三十秒位、その姿勢をとります。手の平を浮かせないようにしっかりと床につけたまま、体をゆっくり後ろに倒したり、前に戻したりを、一分程、くり返します。

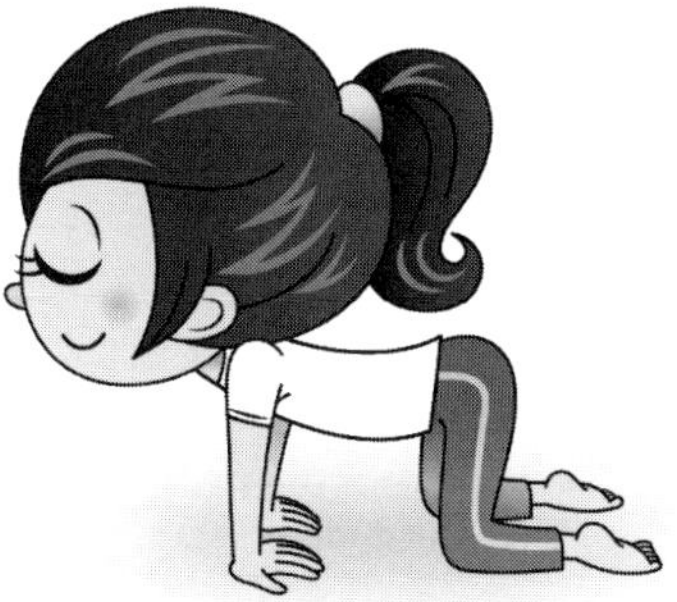

四つんばいストレッチ。
手首の間はなるべく狭くしましょう。

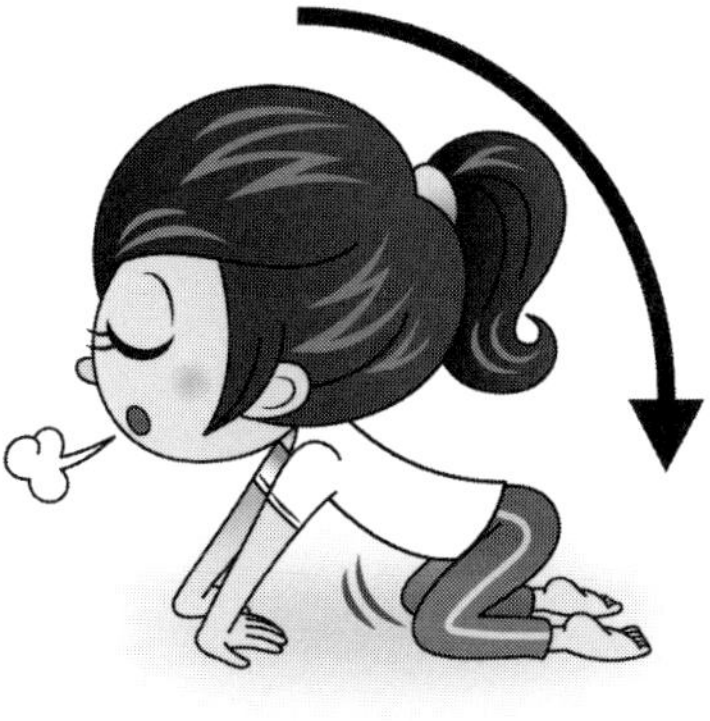

腕の内側と五臓を伸ばすストレッチ。

手順3

椅子に安定するように腰かけ、両目を閉じます。

呼吸を調えるため、体の力を抜き、深呼吸を十回程、行ってください。

イラストのように、両腕を肘から前方に九十度位曲げて、手の平を上に向け、力を抜きます。

十本の指はすべて軽く伸ばした状態にします。

指が曲がったり丸まったり、力が入りすぎないよう、注意してください。

自分が水に浮かぶように、全身の力を抜いてください。

体が少し揺れても構いません。

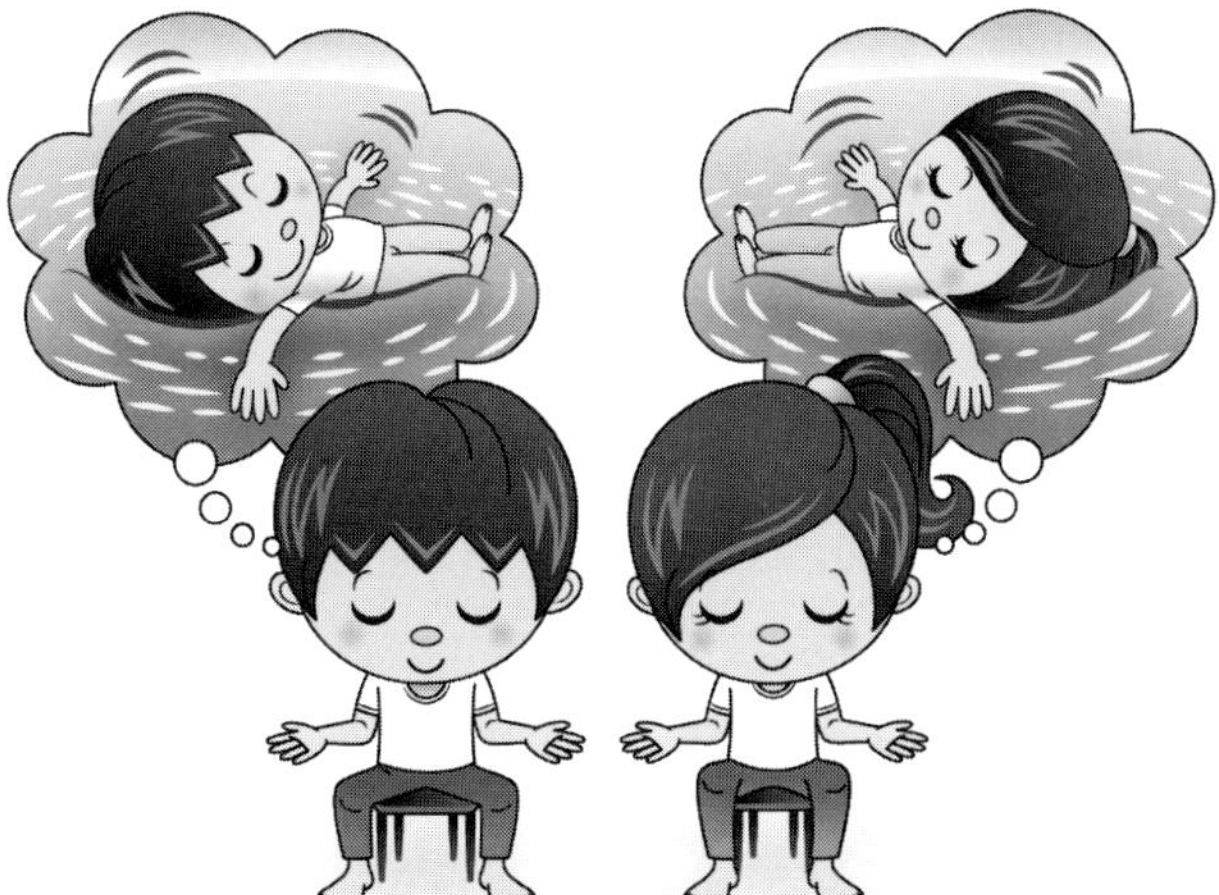

雑念が出ても、とらわれない。
水に浮かぶように力を抜こう。

手順4

手順3の状態を保ちながら、指先に意識を集中します。

両手の平を、上下五センチくらいの間隔で、ゆっくり交互に動かします。

体が少し揺れても気にしないでください。

指先に空気が触れる感覚が出てくると、指先と手の平の細胞が普段以上に活動し、生命素粒子を強くたくさん発生し始めます。

たくさん発生してくる生命素粒子は、流動し、手をボールのように包み込みます。

この感覚が出てきても、さらに続けます。

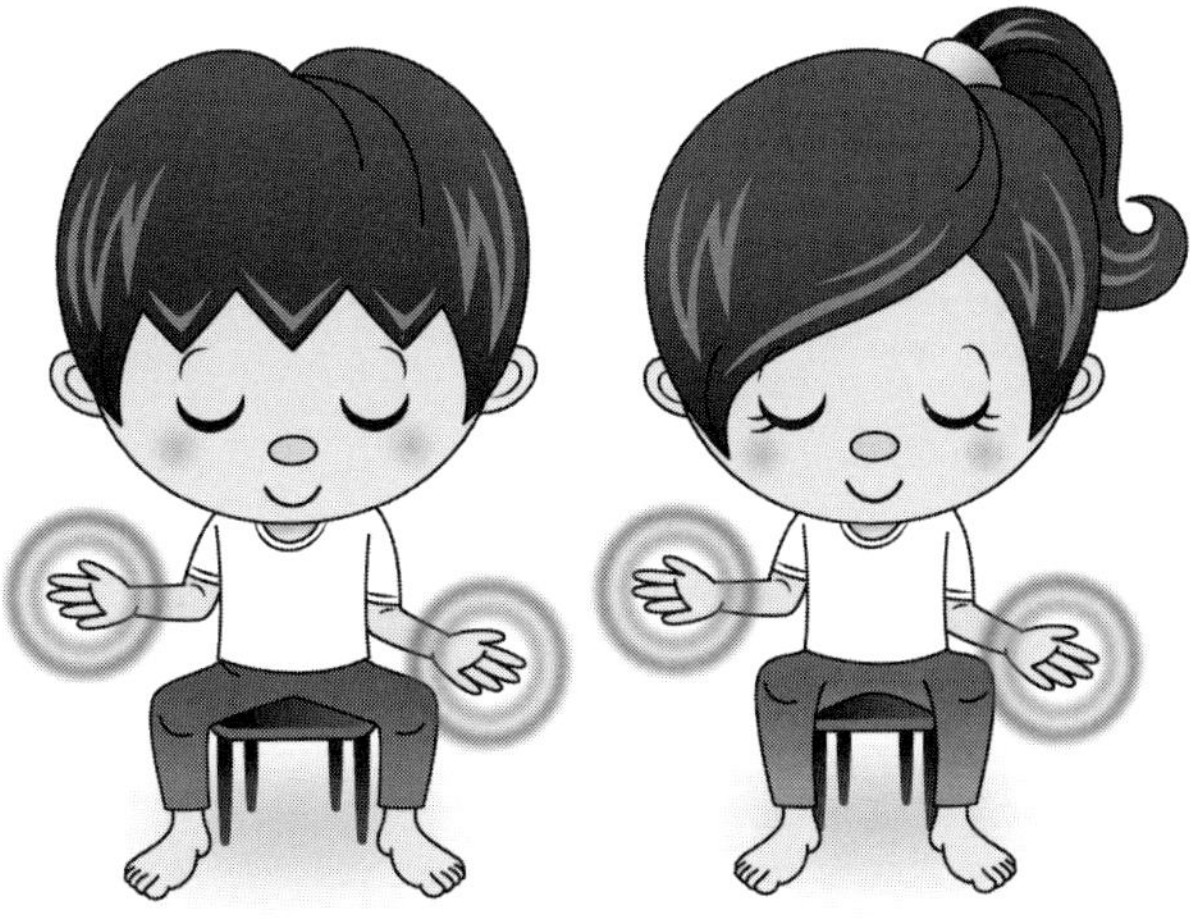

刺激のある生温かい感覚が
指先に出るのを感じよう。

手順5

手順4の状態を保ちながら、眉と眉の間に、もう一つ目がついている感じを強く意識します。

その目で、前方三メートル位先の一点を、力を抜き、ひたすらに見続けます。

眉と眉の間の細胞が普段より活発に動き始め、生命素粒子をたくさん発生し始めます。

たくさん発生してくる生命素粒子は、流動し、眉と眉の間にボールのようなものがある感覚が強く出てきます。

この感覚が出てきても、さらに続けます。

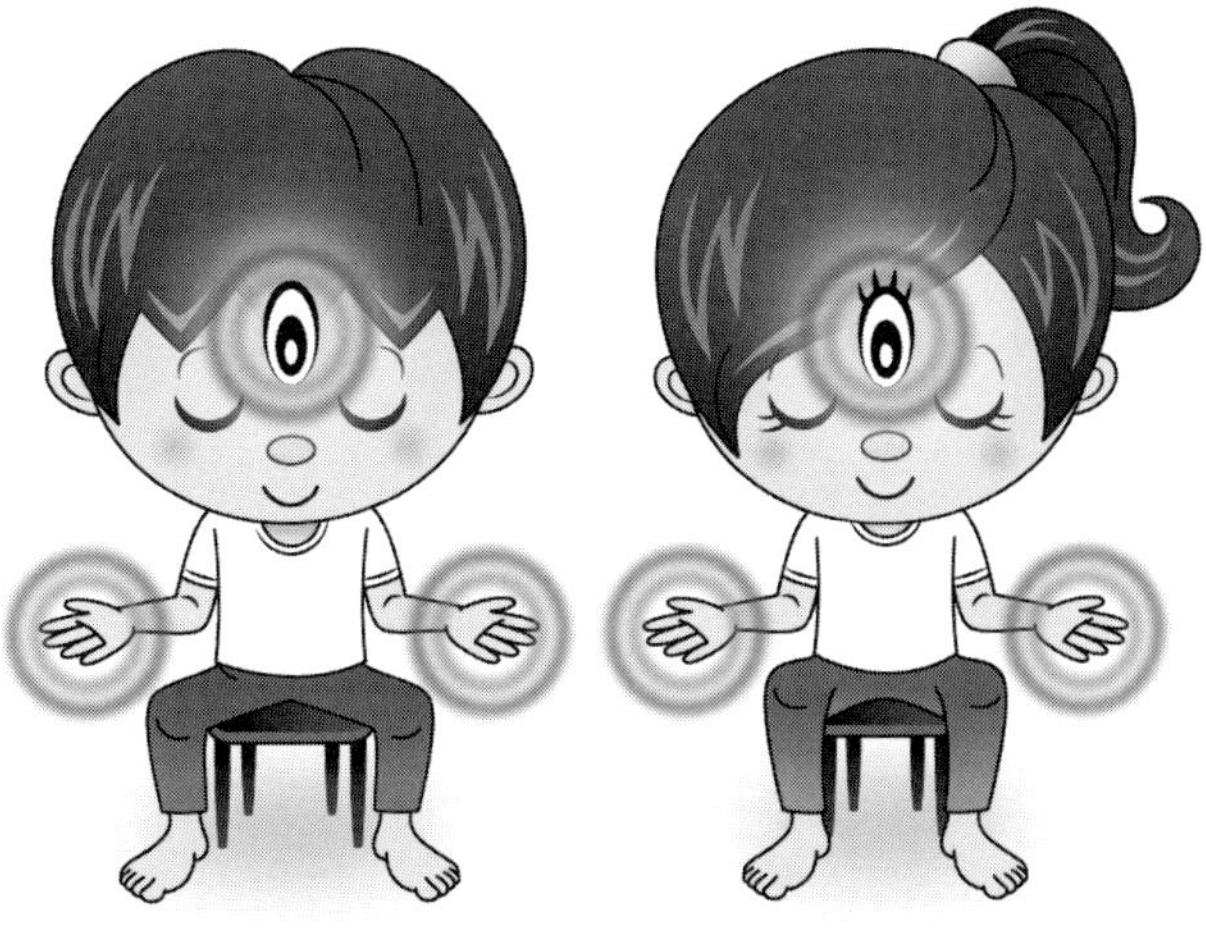

眉と眉の間の目で、一点を見続けよう。

手順6

生命素粒子が発生することで形成している、手の平のボール状の状態と、額の中央のボール状の状態を保ちながら、両手を両胸に当ててください。

自分のお腹の中にある五臓（肝臓・心臓・脾臓・膵臓・腎臓）の位置と、五臓そのものを、強く意識します。

胸の表面は有意識細胞があるので、手の平の活動細胞の動きと連動し、胸の表面細胞が動き始めます。

動き始めた胸の表面細胞が、五臓の細胞と連動し始めます。

五臓が連動し始めると、かすかに五臓の位置が確認できます。

さらにこの状態を続けると、より鮮明に五臓の位置が確認できます。

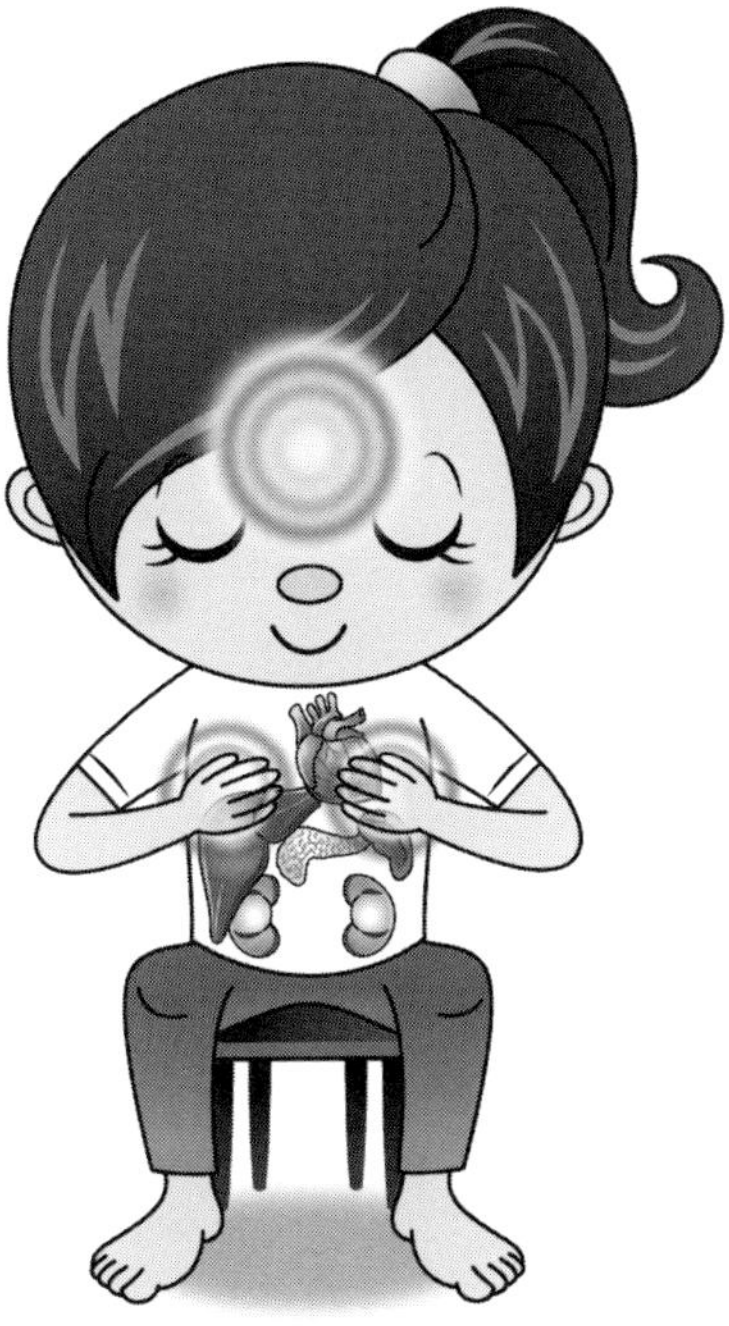

自分のお腹の中にある五臓（肝臓・心臓・脾臓・膵臓・腎臓）の位置と、五臓そのものを強く意識する。

手順7

継続して五臓の位置を確認しながら、胸の中心部（みぞおちより五センチくらい上）に目があることを強く意識します。

その目で、前方三メートルくらい先の一点を、力を抜いて、集中して見続けます。

慣れないと難しいでしょうが、五臓を意識しながら、ひたすらに胸の中心部で前方を見るようにします。

少しずつ、胸の細胞と五臓の細胞が連動し、動き始め、胸の中心部を中心に生命素粒子が発生し、温かいエネルギーが五臓全体をボールのように包み込むようになるまで、根気よく続けます。

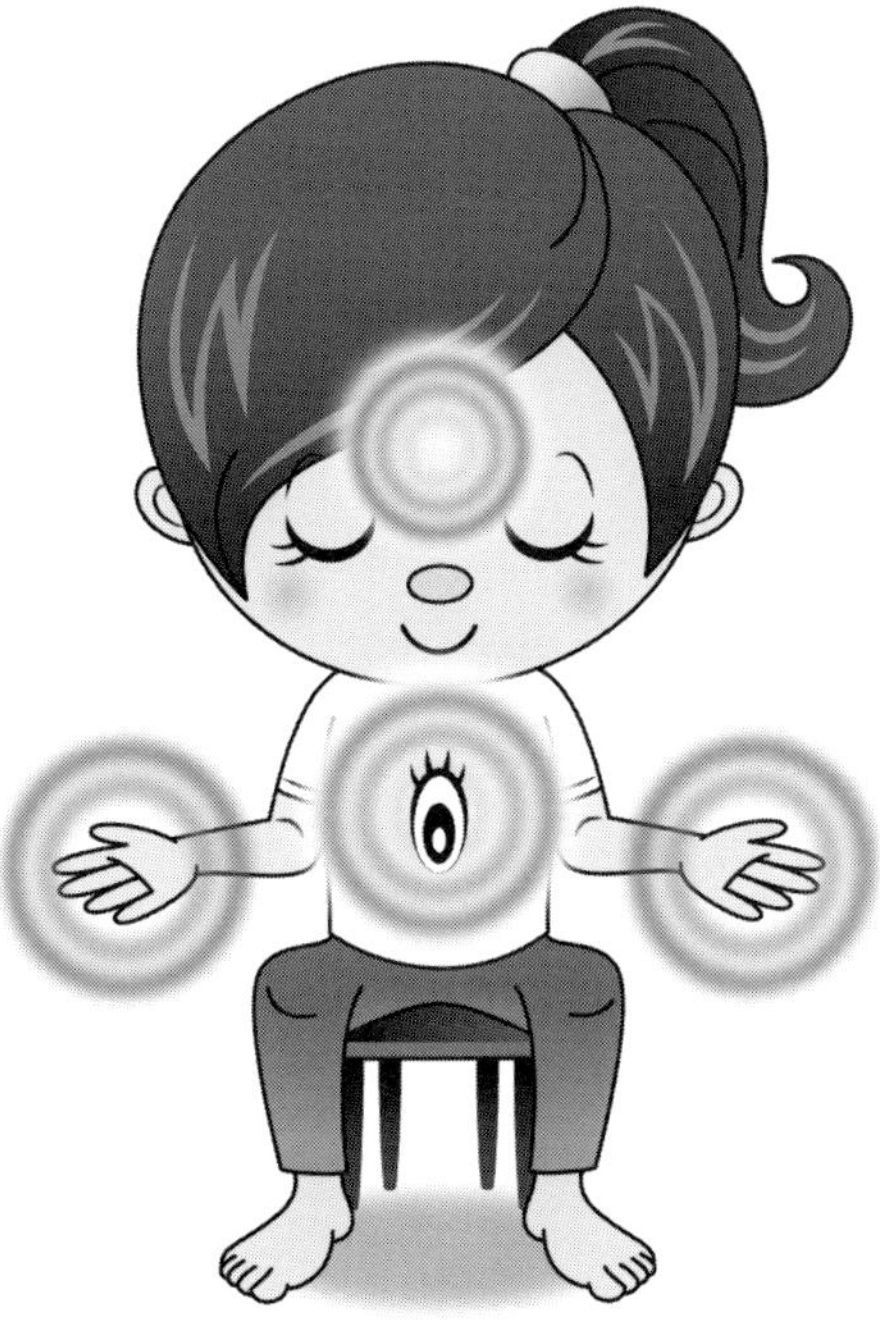

五臓を体感的に意識できたら、胸の中心部に目があることを
意識して、その胸の目で3メートル先の1点をよく見よう。

手順8

生命素粒子が五臓を中心に体全体から発生してくると、五臓（肝臓・心臓・脾臓・膵臓・腎臓）の活動している状態が、少しずつ体感としてわかるようになります。

五臓が活動していることを体感的によくわかるようになったら、五臓が連携して動くことを、強く意識し続けます。

連携して動く五臓を意識し続けると、五臓がひとつにまとまり、大きな動きが始まることが体感的にわかるようになります。

その状態を根気よく続けます。

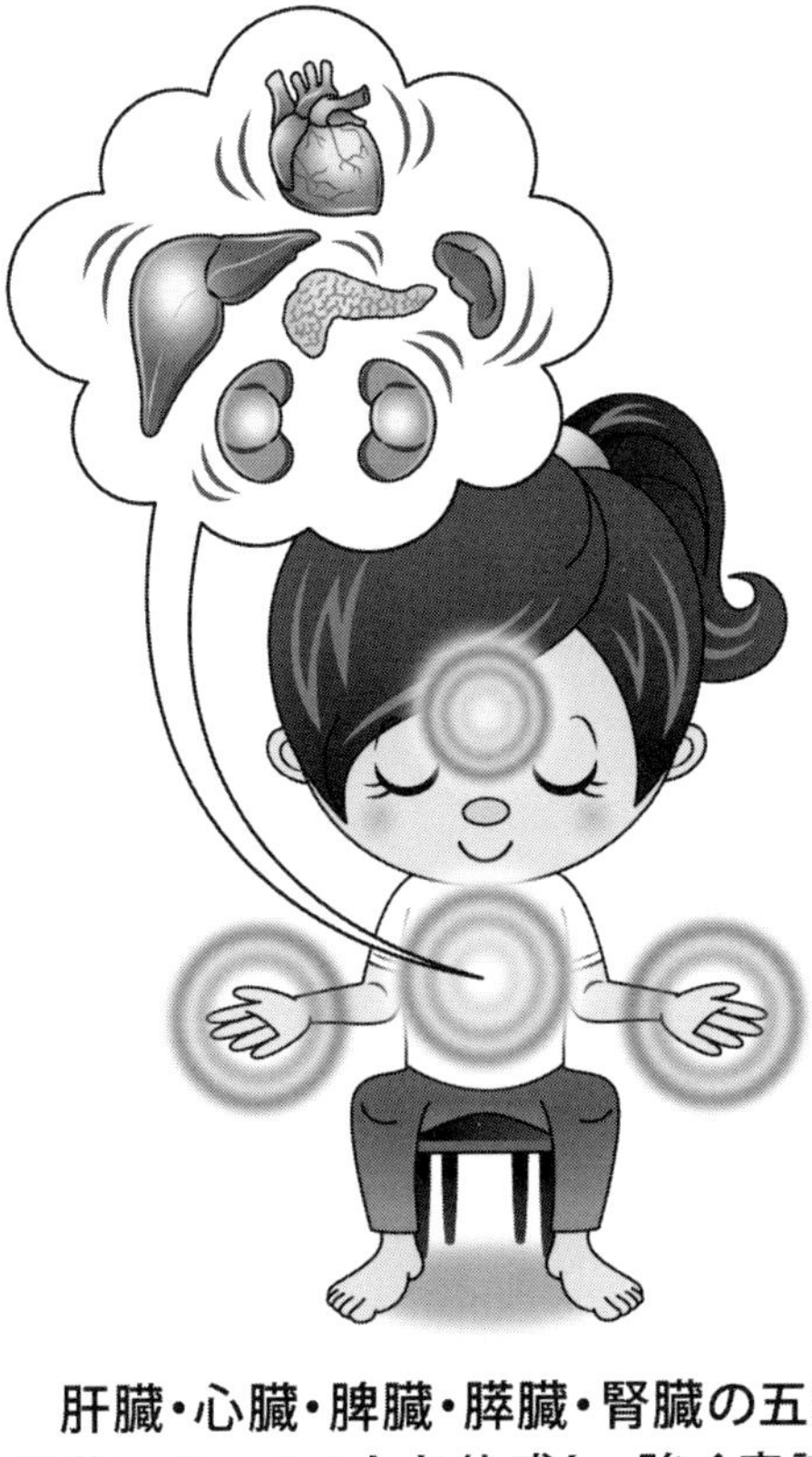

肝臓・心臓・脾臓・膵臓・腎臓の五臓が
躍動していることを体感し、強く意識する。

手順9

五臓がひとつにまとまり、大きく動いていることが体感的にわかるようになると、体全体を形成している約三十七兆個の細胞も、五臓に連動して動き始めます。

発生し続けている生命素粒子のエネルギーで、体全体を言いようのない熱気が包み込みます。

この現象が始まると、ガンやウイルス・バイ菌・病気・ケガ等で破壊されている箇所が、ポッ、ポッと小さな火がつくように熱くなります。

この状態が続くことにより、破壊異状細胞が正常な健康細胞に入れ換わり、ガンやウイルス・バイ菌・病気などは消滅します。

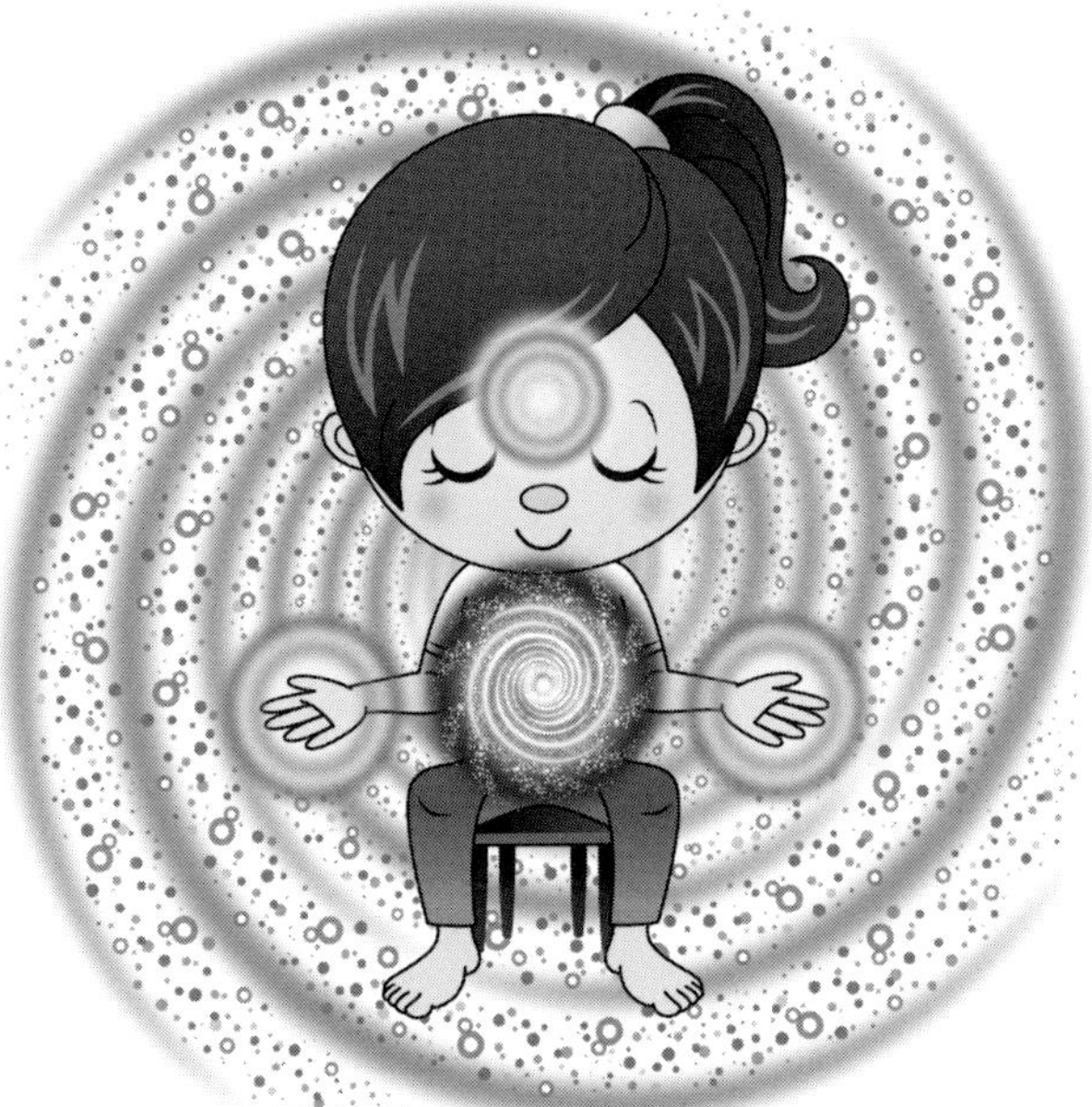

五臓からわき起こる生命素粒子が、
体全体を包むように発生している事を体感する。

生命素粒子自己療法のまとめ

手順1から手順9まで、一セットで行ってください。

手順1は五分くらい、手順2も五分くらい、手順3から手順6までは、区切りなく二十分くらい行います。

手順6で五臓の位置確認ができたら、手順7に入ります。

手順7は、胸の細胞と五臓の細胞が連動して動き始め、胸の中心部を中心に生命素粒子が発生し、温かいエネルギーが出ていることを体感できるまで行います（約十分くらい）。

手順7を行った後、手順1と手順2のストレッチを各五分ずつ行い、いったん五臓をほぐしてから手順8に入ってください。

手順8は、生命素粒子が五臓を中心に発生する感覚と、五臓の動きが少し体感としてわかるまで続けます（約十分くらい）。

手順9は、五臓を中心に体全体の細胞から生命素粒子がたくさん発生し、体全体を包み込む感覚が出るまで行います（約十分くらい）。

一セットを六十分~七十分くらいかけてゆっくり行ってください。

この一セットを、一日二回以上、多くても三回までとしてください。

体を快復させる時には、体力を必要以上に消耗します。

それ以上多くしても、自己治癒力と自己免疫力が、体の病気を治すために必要とする時間がとれなくなりますので、後は体をゆっくり休めてください。

体を休める行為は、健康で元気な新しい細胞が発生するのに必要不可欠な行為ですから、生命素粒子自己療法を一回行った後は、必ず六十分以上の休息をとってください。

病気やケガで起き上がれない人は、寝た状態で、手順1と手順2を抜かして、できる範囲で手順3から始めてください。

起きて普通に行うときよりも、体感できるようになるまで、多少時間はかかりますが、根気よく続けてください。

起き上がれるようになったら、手順通りに行ってください。

生命素粒子自己療法を行っている時やその後は、五臓が健康な状態に戻る現象を起こしますから、五臓が収縮したり伸びたりして、体の一部に痛みや痺れ・かゆみ等の不快な症状が一時的に出ますが、続けているとやがて消えていきますので、安心して根気よく続けてください。

体が治っていくプロセスで、必ず起こる現象です。

生命素粒子自己療法は、ヨガ・気功・禅・カルト的儀式修行・宗教的修行・フィットネス・ストレッチ等とは全く違います。

年齢を問わず、男女を問わず、人種を問わず、ケガや病気の人、健康な人、誰でも気軽にできる、生存能力を快復させ、健康を促進する方法です。

おわりに

本書『生命素粒子自己療法はガンとすべての病気を完治させる』の制作販売に尽力して頂いている、たま出版の社長様、専務様、スタッフの皆様、イラスト制作の先生、本書の執筆に協力してくださった方々に心から感謝致します。

本書を多くの人に手に取っていただき、生命素粒子自己療法を行っていただいて、健康な体と健全な意識を手に入れ、活力に満ちた生活を日々送っていただけることを願います。

< 著者紹介 >

德良　悦子（とくら　えつこ）

一般社団法人ガンと難病快復センター所長。

人の生存能力である自己治癒力と自己免疫力が反転作用を起こすと、ガンを含む様々な病気が発生する事実を、原理法則と自然倫理に基づき解明し、長年の年月をかけて、ガンや様々な病気の人達の臨床体感に共通する現象から、整合性のあるメカニズムをひとつにまとめ、わかりやすい技術と知識にした生命素粒子自己療法をもって、ガンや様々な病気で苦しんでいる人達を早期快復に導いている。

特殊技術（生命素粒子療法）を用いた施術をご希望の方は、下記までお問合せください。

電話：098-868-2339
(一社) ガンと難病快復センター

生命素粒子自己療法は ガンとすべての病気を完治させる

2020年 9 月 25 日　初版第 1 版発行

著　者　德良 悦子
発行者　韮澤 潤一郎
発行所　株式会社 たま出版
〒 160-0004 東京都新宿区四谷 4-28-20
☎ 03-5369-3051（代表）
http://tamabook.com
振替　00130-5-94804

印刷所　株式会社エーヴィスシステムズ

ISBN978-4-8127-0444-8　C0047